과학으로 증명한
최고의 식사

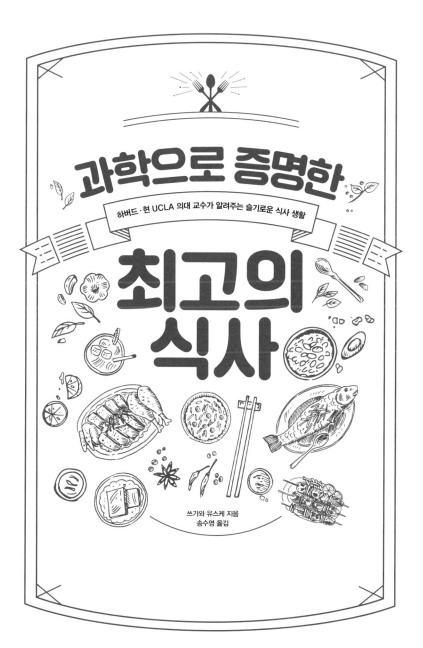

과학으로 증명한

하버드·현 UCLA 의대 교수가 알려주는 슬기로운 식사 생활

최고의 식사

쓰가와 유스케 지음
송수영 옮김

이아소

하버드·현 UCLA 의대 교수가 알려주는 슬기로운 식사 생활

과학으로 증명한 최고의 식사

초판 1쇄 발행 2020년 8월 20일
초판 3쇄 발행 2022년 9월 10일

지은이   쓰가와 유스케
옮긴이   송수영
펴낸이   명혜정
펴낸곳   도서출판 이아소
교열   정수완

등록번호 제311-2004-00014호
등록일자 2004년 4월 22일
주소   04002 서울시 마포구 월드컵북로5나길 18 1012호
전화 (02)337-0446 팩스 (02)337-0402

책값은 뒤표지에 있습니다.
ISBN 979-11-87113-43-0 13510

도서출판 이아소는 독자 여러분의 의견을 소중하게 생각합니다.
E-mail: iasobook@gmail.com

이 도서의 국립중앙도서관 출판예정도서목록(CIP)은 서지정보유통지원시스템 홈페이지
(http://seoji.nl.go.kr)와 국가자료종합목록 구축시스템(http://kolis-net.nl.go.kr)에서 이용하실 수 있습니다.
(CIP제어번호 : CIP2020031512)

과학적 근거가 있는 진짜 건강식품을 알자

"좀 더 일찍 선생님의 식사 강연을 들었으면 좋았을 텐데요."

몇 년 전 외래 진료 중에 시간에 쫓기면서 식사에 관련해 주의 사항을 설명했더니 한 환자가 이런 말을 했다. 병원을 찾아온 많은 사람은 병에 걸려 있다. 암일 수도 있고 당뇨병일 수도 있다. 물론 10년 전 내가 이 환자를 만나 식사에 대해 조언을 했어도 아무런 변화가 없을 수 있다. 하지만 혹시 식생활을 올바른 방향으로 바꾸었다면 지금 병으로 고통받지 않을 가능성도 있다. 내 안에서 이런 소리가 크게 울렸다.

사람은 먹는 것에 따라 그대로 이루어진다. 누구나 예외 없이 무엇을 먹고, 무엇을 먹지 않을지 일상에서 작은 '선택'을 끊임없이 실행한다. 오늘 점심은 어떤 것이 좋을까, 저녁 식탁에 무얼 올릴까, 이

때 판단의 근거는 무엇일까. 우리는 몇 시간마다 지속적으로 선택하며 살고 있다. 물론 한 번의 식사 선택으로 병에 걸리거나 건강해지지는 않는다. 그러나 매일의 작은 선택이 쌓여 질병에서 멀어질 수 있고, 역으로 질병과 가깝게 만들 수도 있다. 우리 모두 이런 자각을 하고 있을까.

담배를 피우는 사람처럼 건강에 매우 나쁜 습관이라는 자각이 있다면 병에 걸려도 어느 정도 받아들이는 여지가 있다. 그러나 단순한 매일의 식사는 그렇지 않다. 식사에 관한 선택이 자신의 건강에 어떤 영향을 미치는지 대개 막연하게만 짐작할 뿐이다.

올바른 정보가 없어서 자신도 모르게 병을 키우는 선택을 반복하다가, 그 결과 몇십 년 후 뇌경색이나 암이 발병하고 나서야 비로소 크게 후회한다. 이것은 너무나 불행한 일이 아닐 수 없다. 의사로서 한 사람이라도 이런 안타까운 상황이 줄기를 바란다. 또한 어떻게 하면 건강해지고 또 어떻게 하면 건강을 해치는지 분명히 판단할 수 있는 지혜를 갖추도록 도움을 주는 것이 지금 내가 글을 쓰는 가장 큰 이유이다.

매일 무엇을 먹는가는 건강 증진을 꾀하는 데 가장 중요한 문제이다. 그러나 어떤 식사를 해야 하는지 정답을 알아도 좀처럼 생활 습관을 바꾸기가 어렵다. 또한 일일이 과학적 근거를 설명한다는 것도 난망한 일이다. 그렇기 때문에 최고의 과학적 근거를 글로 잘 정리하고 설명해 이것을 직접 읽는 것이 가장 좋은 방법이라 생각했다. 그리고 이 지식이 보다 많은 사람에게 전달되어서 사람들이 조금이라도 건강해질 수 있기를 바란다.

이 책을 읽고 나면 "○○만 먹으면 건강해질 수 있다"는 식의 수상한 건강서에 더 이상 혹하지 않을 것이다(……그렇게 되기를 바란다). 또한 범람하는 TV 건강 음식 프로그램에 쉽게 속지 않을 것이다. 나는 이 정도만으로도 충분한 성과라 생각한다.

정보는 세계를 보는 눈이나 사고방식에 매우 중대한 영향을 미친다. 항간에 넘쳐나는 건강식품 관련 정보 중에는 손쉽게 접할 수 있고 일견 편리하지만, 실은 영양이 거의 없고 때로 몸에 해로운 정크 푸드와 같은 내용도 넘쳐난다. 이런 것들을 의식적으로 가려내는 선택이 실은 자신의 건강을 지키는 방패막이 되어줄 것이다. 화제성이 있는 신상품이 나올 때마다 솔깃할 것이 아니라 원점으로 돌아가 옥석을 잘 가려내는 자세야말로 정보 과잉의 현대사회에서 특히 중요하다.

이 책의 지식을 생활에 활용해 매끼 식사의 중요성을 의식하고, 주의를 기울여서 더 많은 분이 한층 건강해질 수 있기를 바란다. 우리는 특히 몸에 대한 관심과 의식이 매우 높다. 먹는 것에 대해 올바른 지식을 가진다면 지금보다 한층 건강해지리라 확신한다.

더불어 이 책을 통해 과학적 근거가 밝혀진 진짜 몸에 좋은 식사에 대해 이해의 폭을 넓힌다면 독자는 물론 나에게도 의미가 매우 클 것이다. 여기에는 눈을 홀리는 새로운 뉴스나 의외의 자극적 내용이 없다. 다만 틀림없이 건강에 도움이 되는 식사임은 분명하다. 건강해지는 데 평탄하고 쉬운 지름길은 없다. 이 책을 통해 더욱 많은 분이 건강하고, 병으로 고통받지 않으며, 행복한 인생을 오래 즐길 수 있기를 진심으로 기원한다.

이 책을 읽는 방법

이 책을 읽고 계신 독자분들은 분명 건강에 대한 의식이 높으실 것이다. 어쩌면 "○○을 먹으면 건강에 좋다"는 식의 TV 프로그램이나 책 등을 열심히 참고하면서 매일의 식단에도 신경 쓰고 있을지 모른다. 그런데 유감스럽게도 매스컴이나 인터넷, 서점 건강서 코너에서 볼 수 있는 많은 건강 정보 중에는 과학적 근거가 없는 오류도 많다.

과거에는 정보가 귀해서 건강 관련 지식을 얻기가 어려웠다. 그러나 오늘날 인터넷 발달 등으로 손쉽게 접근할 수 있게 된 것은 좋은 일이나, 동시에 많은 거짓 정보가 넘쳐나서 역으로 올바른 건강 정보를 선별하기가 어려워졌다. '지금 내가 믿고 있는 건강 정보는 정말 확실할까?'에 대해서 확신하기가 어렵다. 예컨대 '과학적 근거가 없는 건강 정보'란 일견 그럴듯해 보이는 다음과 같은 종류이다.

① 탄수화물은 건강에 좋지 않고 먹으면 살찐다.

② 베타카로틴이나 리코펜은 건강에 좋다.

③ 과즙 100%의 과일 주스는 건강에 좋다.

'예스'라 생각했다면 꼭 이 책을 잘 읽어보기를 권한다. 틀림없이 큰 도움이 될 것이다.

'탄수화물은 건강에 좋지 않고 먹으면 살찐다'는 정보는 맞지 않다. 탄수화물 중에도 '몸에 좋고 살찌지 않는 탄수화물'(좋은 탄수화물)과 '몸에 좋지 않고 살찌우는 탄수화물'(나쁜 탄수화물)이 있기 때문이다. 좋은 탄수화물은 현미나 보리와 같이 정제되지 않은 갈색의 탄수화물을 말하며, 나쁜 탄수화물은 백미와 우동처럼 정제된 흰 탄수화물을 말한다.

베타카로틴을 함유한 녹황색 채소는 병을 예방하는 데 도움이 되는 것으로 알려져 있지만, 녹황색 채소에서 베타카로틴을 추출해 건강 보조제로 섭취하면 오히려 암 위험이나 사망률이 올라간다는 사실이 복수의 연구에서 밝혀졌다. 리코펜은 유해하다는 연구 결과가 없는 만큼 그보다 나을 수 있지만 추출한 리코펜을 섭취함으로써 병을 예방하거나 사망률을 낮춘다는 연구는 없다. 요는 어떤 '식품'을 먹는가가 중요하며, 이것을 함유한 '성분'에 얽매여서는 안 된다는 것을 알려주는 좋은 예시이다.

'과즙 100% 과일 주스는 건강에 좋다'는 생각도 맞지 않다. 사실 똑같은 과일이라도 주스로 마시는 것과 생으로 섭취하는 것은 건강에 미치는 영향이 180도 다르다는 사실이 밝혀졌다. 최신 연구에 의하면 과일 주스를 많이 마시는 사람일수록 당뇨병 위험이 높지만 생과일 섭취량이 많은 사람은 당뇨병 위험이 낮았다. 과일 중에서도 특히 블루베리, 포도, 사과를 즐기는 사람이 당뇨병 위험이 낮다. 체중 문제에서도 과일 주스는 살이 찌지만 생과일을 먹는 사람은 날씬해졌다.

● 의사나 영양사가 항상 옳은 것은 아니다

'하지만 의사와 영양사가 그렇게 말했는데……' 하고 의아할 수 있다. 전문 자격을 가지고 있으면 맞는 말을 하는 듯 보이지만 유감스럽게도 항상 그렇지는 않다. 의과대학에서 식사나 영양에 대해 심도 있게 가르치지 않기 때문에 의사가 제대로 된 지식을 갖지 못한 경우도 많다. 심지어 미국이나 영국의 의과대학에서도 식사와 영양에 대한 교육 시간이 충분하지 않다는 지적이 나와 문제가 되고 있을 정도이다.[1]

영양사는 '이런 식사를 하면 건강해진다'는 등의 규칙을 일반인에게 지도하는 자격은 갖추었으나 이것이 근본적으로 정말 과학적 근거에 기초해 올바른지 아닌지 판단하는 데 필요한 전문 지식(통계학이나 역학과 같은 학문)이 없는 사람도 많다.

또한 'ㅇㅇ이 건강에 좋다'는 정보는 상품 판매에 지대한 영향을 미치기 때문에 과학적 근거 없이 건강 정보가 마케팅의 일환으로 이용되는 측면이 있음을 잊지 말아야 한다. 식품 관련 업체가 공공 기관에 로비를 하기 때문에 관공서에서 발표하는 '가이드라인'조차 왜곡될 가능성을 부정할 수 없다.

일례로 건강한 식사를 안내할 목적으로 후생노동성과 농림수산성이 공동으로 '식사 밸런스 가이드'라고 하는 지표를 발표하고 있다. 여기서 1일 3~5공기의 밥을 먹을 것을 권장한다. 과학적 근거에 기초해 판단하면 백미는 1일 2~3공기만으로 이미 당뇨병의 위험이 높아지기 시작한다(상세한 내용은 3장에서 설명한다).

농림수산성은 농가를 보호해야 하는 입장이므로, 이를 헤아려서 백미가 당뇨병 위험을 높이니 섭취하지 않는 것이 좋다는 말을 하기 어려울 것이다. 실제로 2015년 후생노동성이 현미나 보리 등 정제도가 낮은 곡물로 만든 도시락과 식당 메뉴에 '건강한 식사'라는 마크를 붙여 권장하려는 시도로 추진했다가 농림·수산 관계 모임에서 "백미 생산에 영향을 미친다"는 이유로 중단되었다.

또한 가이드라인을 만든 당시는 유효했으나, 후에 최신 연구 결과가 반영되지 않아서 시대에 뒤떨어지는 경우도 있다. 그러므로 '후생노동성의 가이드라인에 의하면……'이라고 설명하는 많은 전문가의 주장이 항상 올바른 것은 아니다.

◉ 방대한 연구 논문을 통해 밝혀진 '궁극의 식사'

건강에 대한 의식이 높아서 오히려 TV나 책에 나온 잘못된 정보에 빠져 노력과 시간을 헛되이 쓴다거나, 설상가상으로 건강마저 해친다면 매우 유감스러운 일이다. 하버드대학 등 미국의 상위 연구 교육 기관에서는 세계의 식사와 건강에 관한 과학적 근거를 집적해 홈페이지를 통해 이상적인 식사에 관한 정보를 제공하고 있다. 이들 대학에서 알려주는 과학적 근거에 기초한 식견과 국내에서 봇물처럼 터져 나오는 오류가 많은 건강 정보의 간극에 나는 매우 놀라기도 하고 때로 위기감마저 느낀다.

나는 의료 정책 학자이자 의사이다. 식사와 영양 관련 연구에 종사하지는 않으나 방대한 연구 논문을 통해 과학적 근거를 밝혀내는 교육을 하버드대학에서 받았으며, 과학적 근거를 직접 밝히는 연구에 평생 매진하고 있다. 외래로 진찰하는 환자에게는 식사에 관한 제대로 된 정보를 설명하려 애쓴다. 이처럼 건강에 관련된 정보를 보다 많은 사람에게 알림으로써 근거 없는 가짜 뉴스가 판치는 현 상황이 개선되길 바란다.

이 책은 현시점에서 건강을 위해 가장 '정답에 가깝다'고 판명된 식단을 설명한다. 과학은 하루가 다르게 진보하고 있으므로 몇 년 후에는 새로운 발견이 있을 것이다. 그러나 이 책에 쓰인 내용은 신뢰할 수 있는 수많은 연구 결과를 바탕으로 하고 있다. 따라서 여기서 추천하는 내용이 가까운 장래, 새로운 연구 결과로 완전히 뒤집히는 일은 아마도 없을 것이다.

● 한 개인의 경험담보다 과학적 근거가 중요

식사와 건강을 둘러싼 논의는 자칫 개인의 체험에 휩쓸리기 쉽다. 그러나 유감스럽게도 개인적인 경험을 바탕으로 한 건강 정보는 당사자에게는 잘 맞았을지 모르나 반드시 타인에게까지 적용되는 것(건강해진다)은 아니다. 그러나 한편 과학적 근거(에비던스)에 기초한 건강 정보는 압도적 다수의 사람을 대상으로 한 객관적 연구에 기초해 도출하기 때문에 한 개인의 경험담보다 건강과 장수에 기여할 확률이 대단히 높다. 이것이 '과학적 근거에 기초한' 건강 식사법을 실천하는 큰 장점이다.

더불어 근래 '최신 연구에 의하면……'이라든지 '과학적 근거에 기초해……'라는 말을 교묘하게 끼워 넣은 수상한 정보나 상품도 눈에 띄므로 주의가 필요하다. 이런 가짜 정보를 분별하는 데도 필히 이 책이 잘 활용되길 바란다.

우선 책에서 설명하는 식사법을 2주 정도 실천해보도록 하자. 몸이 가볍게 느껴지고, 피로가 덜 쌓이는 등 평소 컨디션부터 서서히 변화하는 것을 체감할 것이다.

차례

1장 많은 사람이 잘못 알고 있는 건강 상식

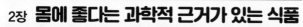

2장 몸에 좋다는 과학적 근거가 있는 식품

3장 몸에 나쁘다는 과학적 근거가 있는 식품

특별편 환자, 어린이, 임산부를 위한 맞춤형 '최고의 식사'

● 주요 식품 일람(가나다순)

1장

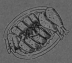

많은 사람이
잘못 알고 있는
건강 상식

과학적 근거가 있는 몸에 좋은 식품

...

나는 현재 미국에 거주하면서 매년 수차례 일본을 방문한다. 그때마다 식품과 건강에 관한 정보가 과도하게 넘쳐나는 현상에 놀라곤 한다. TV를 켜면 매시간 어떤 식품에 무슨 효능이 있는지 호들갑스럽게 설명하고 있다. 서점에 가면 건강해지는 식품에 관련한 책이 산을 이룬다. 인터넷으로 건강 정보를 검색하면 건강식품 홍보와 개인 블로그가 빼곡하게 끝도 없이 이어진다.

건강 정보가 많은 것 자체는 나쁘지 않다. 문제는 유감스럽게도 이들 정보의 상당수가 잘못되어 있거나, 혹은 건강이라는 관점에서 보면 그리 중요하지 않은 내용인데도 마치 대단한 효과가 있는 듯 과장되어 있다는 점이다. 건강한 식사에 관한 정보의 양은 대단히 많지만 질은 실망스러울 정도로 낮다.

● '정말 건강에 좋은 식품' 부동의 5가지

결론부터 말하자. 건강하게 오래 살고 싶다면 과학적 근거에 바탕을 둔 올바른 식사를 하는 것이 가장 확실하다. 다행히도 어떤 식사를 하면 암이나 뇌졸중 등의 질병을 예방하고 건강하게 오래 살 수 있는지 이미 수많은 연구 결과가 있다.

과학적 근거가 있는 정말 건강해지는 식사에 대해 확실하게 알고 나면 더 이상 '최신 연구 결과에 의하면……'이라고 교묘하게 진실과 거짓을 뒤섞은 정체 모를 정보에 현혹되지 않을 것이다. 이 분야에 관한 연구가 대단히 다양하게 많이 이루어졌고, 과학적 근거의 층이 두껍기 때문에 한두 개의 '최신 연구'로 결론이 뒤집히는 일은 없을 것이다.

신뢰할 수 있는 수많은 연구를 통해 정말로 건강에 좋다(=뇌졸중, 심근경색, 암 등의 위험을 낮춘다)고 현재 인정받고 있는 식품은 ① 생선, ② 채소와 과일(과일 주스, 감자는 제외), ③ 갈색 탄수화물,[1] ④ 올리브유, ⑤ 견과류 5가지이다. 반면에 건강에 좋지 않은 식품은 ① 붉은 고기(쇠고기와 돼지고기를 말함. 닭고기는 제외. 햄이나 소시지 등 가공육은 특히 몸에 좋지 않다), ② 흰 탄수화물, ③ 버터 등 포화지방산 3가지이다.

◉ 백미와 설탕은 거의 같다

여기서 말하는 '갈색 탄수화물'이란 현미, 메밀국수(메밀가루 함유량이 많고 밀가루의 비율이 적은 것), 전립분을 사용한 갈색 빵 등 정제되지 않은 탄수화물을 말한다. 한편 '흰 탄수화물'이란 백미, 우동, 파스타, 밀가루를 사용한 흰 빵 등 정제된 탄수화물을 가리킨다.

덧붙여서 일상에서는 탄수화물과 당질이 비슷한 의미로 사용되고 있지만 엄밀하게 탄수화물은 당질과 식이섬유를 함께 아우르는 것이다. 즉 '탄수화물=당질+식이섬유'라는 공식이 성립한다. 일반적으로 갈색 탄수화물은 식이섬유가 많고 흰 탄수화물은 식이섬유가 적다. 그리고 극단적으로 식이섬유가 적은 것이 설탕 등의 당이라고 보면 그리 틀리지 않다. 다시 말해 흰 탄수화물은 설탕만큼 달지 않지만 몸에서 당으로 분해·흡수되므로 흰 탄수화물과 당은 본질적으로 같은 것이다.

흰쌀밥과 설탕은 맛이 아주 달라서(쌀밥은 설탕만큼 달지 않으므로) 처음 들으면 의아할 수 있으나 과학적으로는 '흰 탄수화물≒당'이라 생각해도 좋다. 공기에 가득 담긴 흰쌀밥을 먹는 것과 단 디저트를 먹는 것이 몸에서는 비슷하게 작용한다(3장에서 상세하게 설명한다).

고기와 흰 탄수화물을 줄이는 것이 좋다고 해서 단순하게 먹는 양을 줄이면 허기지기 마련이다. 과거에 식사 섭취량을 줄이고 무조건 참는 '근성론적 식사 지도'가 유행하기도 했다. 그러나 많은 행동과학 연구[2]에서 참기만 하는 것이 올바른 전략이 아니라는 사실이 밝혀졌다.

식사량을 과도하게 줄이면 결국은 스트레스로 폭발해 과식하기 쉽다. 이것은 다이어트를 하다가 요요를 겪는 것과 같은 현상이며 실패하게 되는 주요 이유이기도 하다. 이미 많은 사람이 경험을 통해 절실히 공감할 것이다. 그리하여 최근에는 **식사량을 줄여 무조건 참는 식사 지도보다 먹는 식품을 '대체하는'** 지도가 훨씬 효과적이라는 주장이 설득력을 얻고 있다.

● 쇠고기·돼지고기·백미를 줄이고 생선·채소를 늘린다

그러면 무엇을 어떤 것으로 바꾸는 것이 바람직할까. 답은 매우 간단하다. **건강에 나쁜 식품을 좋은 식품으로 대체하면 좋다.** 즉 붉은 고기나 흰 탄수화물을 줄이고 앞서 소개한 5가지 식품을 배가 부르게 먹는 것이다.

《최강의 식사-인생을 바꾸는 실리콘밸리식 완전무결 2주 다이어트》라는 책이 한때 이목을 끌었다. 유감스럽게도 이 책에 쓰인 식단으로는 건강을 기대하기 어렵다. 책에서 설명하는 내용의 상당 부분이 과학적 근거에 기초하지 않기 때문이다. 저자인 데이브 아스프리는 직접 체험해보고 몸이 좋아졌다고 느낀 식사를 소개하고 있으나, 병에 걸리지 않았다는 의미가 곧 건강한 것은 아니다. "15년간 75만 달러를 투자했다"고 하나 많은 돈을 쓴 것과 올바른 식사 내용은 완전 별개의 문제다. 책에서 소개한 식사를 실천하면 왠지 머리가 맑아지는 듯한 효과가 있을지 모르나(상당수는 플라세보효과[3] 덕분이라고 본다) 병에 걸릴 위험이 높아질 가능성이 있음에 주의하길 바란다.

예를 들면 이 책에서 목초를 사료로 방목해 키운 소(Grass-Fed)의 우유로 만든 버터를 커피에 넣어 마시는 것을 추천하고 있다. 간혹 버터와 올리브유를 똑같이 '몸에 좋은 기름'으로 소개하는 경우가 있는데 이는 잘못이다. 같은 기름이라도 올리브유는 건강에 좋으나 버터는 몸에 나쁜 기름이라는 것이 몇몇 연구에서 제기되어[4] 아직은 효용성이 확실하지 않기 때문이다.

● 5개 그룹으로 나누어 건강에 유익한 식품을 분류하면

단순화하면 모든 식품을 5개 그룹으로 나눌 수 있다. 다수 연구를 통해 건

표 1-1 ● 건강에 유익한 정도에 따라 나눈 5개 그룹

그룹	설명	식품 예
그룹 1	건강에 좋다는 것이 신뢰할 수 있는 복수의 연구로 밝혀진 식품.	① 생선 ② 채소와 과일 ③ 갈색 탄수화물 ④ 올리브유 ⑤ 견과류
그룹 2	건강에 좋을 수 있는 식품. 소수의 연구에서 건강에 좋을 가능성이 시사된 바 있다.	다크 초콜릿, 커피, 낫토, 요구르트, 식초, 두유, 녹차
그룹 3	건강에 좋은 점도 나쁜 점도 보고되지 않은 식품.	그 외 다수의 식품
그룹 4	건강에 나쁠 수 있는 식품. 소수의 연구에서 건강에 나쁠 가능성이 시사된 바 있다.	마요네즈, 마가린 (트랜스지방을 함유한 것은 그룹 5)
그룹 5	건강에 나쁘다는 것이 신뢰할 수 있는 복수의 연구로 보고된 식품.	① 붉은 고기(쇠고기와 돼지고기를 말함, 닭고기는 제외)와 가공육(햄이나 소시지 등) ② 흰 탄수화물(감자 포함) ③ 버터 등의 포화지방산

※주: 여기서 말하는 '건강'은 병에 걸릴 위험도나 사망률을 의미한다. '갈색 탄수화물'은 정제되지 않은 탄수화물이고, '흰 탄수화물'은 정제된 탄수화물을 가리킨다. 그룹 1의 다른 식품보다 에비던스는 약하지만, 콩류도 그룹 1에 포함해도 좋으리라 생각한다.

강에 좋다는 사실이 밝혀진 식품을 그룹 1로 하고, 건강에 악영향을 미치는 사실이 밝혀진 식품을 그룹 5로 분류한다. 이렇게 정리하면 우리가 매일 먹고 있는 식품의 대부분이 중간 그룹(그룹 2·3·4)에 해당한다는 것을 알 수 있다.

신문이나 TV 등의 미디어에 매일 나오는 '최신 연구에서 몸에 좋다는 것이 밝혀졌다'고 하는 내용의 대부분이 그룹 2의 식품이다. 즉 건강에 좋다는 연구 결과가 한두 번 나왔으나, 정말로 몸에 좋은지 어떤지는 아직 확정적이라 할 수 없는 단계이다. 수개월 후에는 같은 식품을 두고 '최신 연구에서 몸에 좋지 않다고 밝혀졌다'는 뉴스를 접하게 될지 알 수 없으며, 실제로 이런 일이 종종 일어난다. 이처럼 '유통기한이 짧은 건강 정보'에 일희일비하는 것은 의미가 없다. 신선함이나 화제성은 없을지 모르나 이미 오랜 연구를 통해 몸에 좋다고 검증된 식품을 많이 섭취하는 것이 확실하게 건강을 도모하는 일일 것이다.

참고로 감자는 예외적으로 이 분류에서 채소가 아니라 '흰 탄수화물'에 속하므로 주의하자. 감자는 채소의 일종이지만 여기서는 채소류에서 제외된다. 감자튀김이나 감자칩은 좋지 않은 식생활의 대표 격이기도 하며, 당뇨병이나 비만 리스크와 관련이 있음이 연구로 밝혀졌기 때문이다.

여기서 말하는 견과류는 '나무 열매'를 말하며 아몬드, 호두, 캐슈

너트 등을 가리킨다. 사실 매우 친숙하고 흔한 땅콩은 나무 열매가 아니라 콩의 일종이지만, 최근 연구에서 땅콩도 다른 나무 열매와 마찬가지로 건강에 좋은 영향을 주는 것으로 나타났다.[5] 나무 열매에 비하면 땅콩이 저렴하므로 부담 없이 건강을 챙기고 싶은 사람은 땅콩을 많이 섭취하면 좋다.

● 에비던스는 '레벨'이 중요

그렇다면 이 책에서 중요하게 언급되는 에비던스에 대해 간단히 짚고 넘어가자. 우리 전문가들은 과학적 근거를 '에비던스'라 부른다. 에비던스에는 레벨이 있으며, 가장 신뢰할 수 있는 에비던스는 '에비던스가 강력하다'고 하고, 신뢰할 수 없는 에비던스는 '에비던스가 약하다'고 표현한다.

앞으로 지속적으로 에비던스라는 말을 교묘하게 끼워 넣은 의심스러운 정보나 상품이 늘어날 것이다. 이때 아래의 내용을 판단 잣대로 활용하길 바란다.

의학 연구는 크게 나누어 ① 랜덤화 비교 시험 ② 관찰 연구 2가지로 나뉜다. 그리고 일반적으로 랜덤화 비교 시험으로 얻은 연구의 에비던스 레벨을 높게 인정한다.

① 랜덤화 비교 시험…연구 대상이 되는 사람을 제비뽑기[6] 같은 방법으로 완전히 동일하게 나누고 한쪽에만 건강에 좋을 것으로 추정되는 식품을 섭취하도록 하고, 다른 한쪽에는 섭취하지 않도록 하는 방법이다. 2개 그룹은 해당 식품을 섭취하는 것 이외는 거의 비슷하다고 보기 때문에 건강에 미치는 식품의 효과를 인정받는다.

② 관찰 연구…한 집단에서 식사 관련 데이터를 수집해 특정 식품을 많이 섭취하는 그룹과 섭취하지 않는 그룹을 찾아내 분석한다. 몇 년(경우에 따라서는 몇십 년) 후에 이 두 그룹이 각기 병에 걸렸거나 사망하는 비율을 평가한다. 특정 식품을 많이 먹는 사람이 그 외의 식사, 운동 습관, 건강에 관한 의식 등이 다를 가능성이 있고[7](많은 연구에서는 통계적인 기법을 이용해 이들 이외 요인의 영향을 제거하지만 완전히 없애는 것은 아니다), 또한 정말 식품의 영향으로만 볼 수 있는지에 대한 난점이 있어서 랜덤화 비교 시험보다 신뢰도가 떨어지는 연구 기법으로 평가한다.

● '최강' 에비던스

랜덤화 비교 시험이 관찰 연구보다 강력한 에비던스이지만, 실은 이것보다도 강력한 '최강 에비던스'가 존재한다. 바로 '메타분석'이라는 연구 기법으로 도출된 결과이다. 메타분석이란 복수의 연구 결과를 종합해 고찰하는 연구 기법이다.

발표된 연구가 단 하나뿐이라면 특정 국민이나 집단에서 나타나는 패턴일 가능성을 부정할 수 없다. 그러나 10개나 20개의 연구에서 같은 내용으로 식사와 건강 관계가 증명되었다면 이는 매우 신뢰할 수 있다. 이처럼 복수의 연구를 정리하는 기법을 메타분석이라고 한다.

메타분석에는 복수의 랜덤화 비교 시험을 종합한 것과 복수의 관찰 연구를 종합한 것이 있으며, 전자(앞서 설명한 대로 관찰 연구에는 한계가 있기 때문에) 쪽이 강력한 에비던스이다. 때로는 1개의 랜덤화 비교 시험이 복수의 관찰 연구를 종합한 메타분석보다 에비던스가 강력한 경우도 있다. 즉 메타분석 중에서도 복수의 랜덤화 비교 시험을 정리한 메타분석이 '최강의 에비던스'라 말할 수 있다.[8]

한 가지 주의할 점은 메타분석의 결과가 에비던스로서 얼마나 강력한가 하는 문제는 어디까지나 토대가 된 연구의 질이 좌우한다[9]는 것이다. 메타분석에 의한 에비던스라고 하더라도 바탕이 된 복수의 연구가 문제가 많은 랜덤화 비교 시험이나 관찰 연구라면 당연히 이것들을 메타분석 기법으로 분석한 에비던스는 가치가 떨어진다. 에비던스가 강력한지를 확실히 검증하기 위해서는 기초가 된 연구

그림 1-1 ● 에비던스의 단계

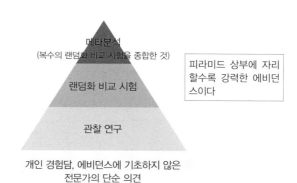

메타분석
(복수의 랜덤화 비교 시험을 종합한 것)

랜덤화 비교 시험

관찰 연구

피라미드 상부에 자리
할수록 강력한 에비던
스이다

개인 경험담, 에비던스에 기초하지 않은
전문가의 단순 의견

출처: Guyatt et al.(2015)를 기초로 저자 작성

자체가 충분히 신뢰할 수준인가에 주목해야 한다.

일반적으로 32페이지의 표 1-1의 그룹 1은 메타분석 또는 랜덤화 비교 시험에 의해 건강에 좋은 것이 판명된 식품이다. 그리고 그룹 2 는 몇몇 관찰 연구에서 건강에 좋을 가능성이 시사된 식품이다. 이 처럼 생각하면 그룹 1(과학적 근거가 있는 확실하게 몸에 좋은 식품)과 그룹 2(몸에 좋을 수 있으나 아직 과학적으로 충분히 증명되지 않은 식품)의 차이가 분명히 보일 것이다.

덧붙여서 이 책의 목적은 어떤 식품을 먹으면 뇌졸중, 심근경색, 암 등 중증 질환을 줄여 건강을 유지하면서 장수할 가능성을 높이는지 설명하는

것이다. 외적(미적) 의미의 다이어트는 주요 테마가 아니다(그러나 관심이 있는 사람이 많으므로 이번 장의 칼럼에서 따로 설명했다). 이 책을 기초로 매일 식단을 짜면 동맥경화나 암 위험을 낮출 수 있을 것이다. 몸속부터 진정으로 아름다워지길 원한다면 특히 이 책이 가치 있을 것이다.

◉ '최고의 식사'에서 주의할 점

이 책에서 설명하는 과학적으로 증명된 '최고의 식사'를 어떻게 해석해야 할지 주의점을 3가지 정도 소개한다.

① 이 책은 식사에 관한 과학적 근거를 총정리해 설명하는 '백과사전'이 아니다. 과학적 근거를 일상의 식사에 적용할 수 있도록 해석하고 쉬운 말로 설명한 책이다. 유감스럽지만 식사에 관한 모든 의문에 대답해줄 에비던스가 존재하는 것은 아니며, 아직 밝혀지지 않은 부분도 많다. 이처럼 에비던스가 존재하지 않은(혹은 불충분한) 영역은 내가 의학적 메커니즘에 기초해 '대략 이렇게 생각할 수 있다'는 식으로 보충했다. 에비던스가 확립되어 있는 부분과 내가 내용을 보충한 부분은 가급적 구분하기 쉽도록 세심하게 주의했다.

② 나는 가공육, 붉은 고기, 흰 탄수화물 등은 '몸에 좋지 않다'고 설명 하는 것일 뿐 '먹어서는 안 된다'고 주장하는 것이 아니다. 누구나 식사로 얻을 수 있는 장점과 단점을 충분히 이해하고 무엇을 먹을 지 현명하게 선택해야 한다. 단것을 좋아하는 사람은 단것을 먹음 으로써 만족하고, 행복도가 높아질 것이다. 이런 사람에게 단것을 완전히 끊도록 강요하면 건강해질 수는 있겠지만 인생의 즐거움은 줄어든다. 이런 경우에는 행복도와 건강을 저울질해 단것을 소량 섭취하는 것도 나쁘지 않은 판단일 것이다. 다만 이를 정당화하려 고 '소량이라면 단것이 건강에 나쁘지 않다'고 해석한다면 올바르 지 않다. 이처럼 과학적 근거를 왜곡함으로써 본인은 물론 다른 사 람에게도 잘못된 정보를 줄 수 있다.

③ 운동을 얼마나 하는가에 따라 바람직한 식사 내용도 변화한다. 즉 평소 극렬히 운동을 하는 운동선수이고 건강진단에서 아무런 문제 가 없는 사람과, 일이 바빠 거의 운동과 담을 쌓고 사는 사람은 당 연히 적절한 식사 내용이 다르다. 예를 들어 흰 탄수화물을 말하자 면 운동을 많이 하는 사람은 소량이라면 섭취해도 문제 되지 않으 나(이것에 관한 충분한 에비던스는 없으나), 운동과 담을 쌓은 사 람이라면 섭취량을 최소한으로 줄이는 것이 좋다고 본다.

식품의 '성분'에
현혹되지 말라

• • •

무엇을 먹을지 고려할 때 대개 고기나 채소와 같은 '식품'과, 리코펜이나 당분과 같은 '성분' 이렇게 2가지로 나누어 따져본다. 얼마 전까지만 해도 성분 중에서 무엇이 몸에 좋은지를 중점적으로 연구했으나 최근에는 식품이 중요하고 성분에는 큰 비중을 두지 않는 추세이다.

과일을 예로 생각해보자. 과일은 사과나 귤과 같은 '식품'이지만 비타민 C나 당분 등의 '성분'이 함유되어 있다. 당질 제한 다이어트에서 과일은 과당이 많아서 살이 찌기 때문에 피하도록 하지만 이 주장은 '건강한 식사'라는 관점에서는 맞지 않다. 식품이 아니라 성분에만 주목하기 때문에 발생하는 오해이다.

표 1-2 ● 식품과 성분의 차이

식품(중요)	성분(중요하지 않다)
돼지고기	단백질, 비타민 B_1
토마토	리코펜, 비타민 C, 당질
단호박	베타카로틴, 비타민 C, 당질
포도	당질, 폴리페놀(안토시아닌)
백미	당질, 단백질

과일이 함유한 성분인 '과당'은 혈당치를 높이는 점에서 건강에 좋다고 할 수 없지만, 과일 자체는 건강에 좋은 식품이라는 에비던스가 대단히 많다. 예일대학 예방연구센터의 데이비드 카츠는 이런 현상을 "식품 성분을 과도하게 중시해 역으로 진짜 영양 식품을 섭취하지 못하는 폐단"이라며 경종을 울렸다.

실제로 과일의 과당을 추출해 섭취하면 혈당치가 올라가지만, 과일을 생으로 통째 먹으면 혈당치가 그리 올라가지 않는[1] 것으로 밝혀졌다. 이처럼 동일한 양의 과당을 섭취해도 혈당치에 미치는 영향이 전혀 달라지는 사실을 통해서 식품과 성분, 어디에 중점을 두는가에 따라 추천하는 식품이 전혀 달라져버리는 현상을 이해할 수 있을 것이다.

● '성분 신앙'의 함정

이처럼 식품의 성분에 주목해 식품을 성분의 집합체로만 인식하는 사고방식을 '영양주의(Nutritionism)'라고 한다. 이것은 멜버른대학의 조지 스크리니스가 2002년에 '미안, 마가린'[2]이라는 기사에서 만든 조어이다. 저널리스트이자 캘리포니아대학 버클리 캠퍼스의 교수인 마이클 폴란이《마이클 폴란의 행복한 밥상》[3]이라는 저서에서 인용하면서 널리 알려졌다.

폴란은 이 책에서 식사나 영양에 관한 발견을 편의적으로 해석해 기업의 영리 마케팅 수단으로 이용하는 것을 경고했다. TV 프로그램에서 리코펜 등 새로운 성분을 언급할 때마다 이와 관련된 식품이 슈퍼에서 매진되는 현상도 영양주의라 할 수 있을 것이다.

한번 냉정하게 생각해보자. TV나 식품업계에서 소비자의 건강을 제일 목적으로 하는지, 아니면 새롭게 화제를 불러일으켜 시청률을 높이는 것이나 물건을 파는 것이 최고의 우선순위일지……. 많은 소비자의 흥미를 끌기 위해 '성분'을 마케팅으로 활용한다는 사실을 잊어서는 안 된다.

생활 습관 예방이나 다이어트를 목적으로 건강한 식사를 고민한다면 이제는 성분에 주목할 것이 아니라 식품이나 식생활 전반에 주목해야 한다.

● 베타카로틴은 암 위험을 높인다

1990년대에 베타카로틴이 첨가된 청량음료가 선풍적인 인기를 끈 적이 있다. 하지만 최근엔 베타카로틴이 들어간 음료가 거의 자취를 감추었다. 이는 단순히 유행의 문제가 아니다. 베타카로틴이 들어간 음료를 근래 잘 볼 수 없는 것은 베타카로틴 성분이 첨가된 음료가 건강에 좋지 않으며 오히려 유해할 가능성이 높다는 사실이 연구를 통해 밝혀졌기 때문일 것이다.

1970년대까지 생활 습관과 암 발병의 관련성을 조사한 연구에서 녹황색 채소나 과일을 많이 섭취한 사람은 위암이나 폐암이 적게 발병한다는 보고가 나오자 여기에 많이 함유된 베타카로틴으로 암을 예방할 수 있지 않을까 하는 생각을 하게 되었다. 그리하여 1990년대에 실제로 흡연자 및 석면 피해를 입은 사람을 대상으로 베타카로틴과 비타민 A 보조 영양제 효과를 평가하는 랜덤화 비교 시험이 이루어졌다.

그런데 예상과는 정반대로 베타카로틴(+비타민 A)이 폐암을 예방하는 것이 아니라 오히려 폐암 위험을 높이는[4] 것으로 밝혀졌다. 이로 인해 연구를 지속하는 것이 윤리적 문제가 있다는 판단으로 당초 예정보다 조기에 중단하는 사태까지 발생했다. 베타카로틴은 그뿐 아니라 사망률이나 심근경색 위험까지 높이는 것으로 보고되었다.[5] 덧붙여서 이후 연구에서 베타카로틴으로 인해 건강에 미치는 피해가 남성보다 여성이 클 가능성이 있는 것도 나타났다.

이 외에도 베타카로틴에 대해 수많은 연구가 현재도 진행되고 있다. 복수의 랜덤화 비교 시험 결과를 종합한 메타분석에 의하면 베타카로틴 보조 영양제 섭취는 방광암 발병률을 약 50% 높이고,[6] 흡연자의 경우엔 폐암과 위암 위험률이 10~20% 증가한다[7]고 새롭게 보고되었다.

나아가 베타카로틴을 보조 영양제로 섭취하면 사망률이 약 7%[8] 증가하고, 알코올음료를 마시는 사람은 뇌출혈 위험이 상승할[9] 가능성이 있다.

이 같은 내용을 종합하면 녹황색 채소는 질병의 위험을 낮추지만 거기에서 추출한 베타카로틴이라는 성분만 추출해 섭취하면 건강이 좋아지는 것이 아니라 오히려 질병 위험을 높일[10] 가능성이 있다는 사실을 알 수 있다. 그리하여 건강을 위해서는 '성분'보다 '식품'에 주목하는 것이 중요하다는 것을 인식시켜주는 중요한 계기가 되었다.

● 리코펜은 몸에 좋을까?

TV 프로그램 등에서 '토마토에는 리코펜이 많이 함유되어 있어서 건강에 좋다'라는 내용을 많이 들었을 것이다. 그렇다면 리코펜은 정말 몸에 좋을까. 사실 베타카로틴의 예와 마찬가지로 '식품'으로서 토마토는 몸에 좋으나(채소는 건강에 좋지만 그중에서도 토마토가 특별히 더 뛰어나다는 에비던스는 없다), 사실 그 '성분'인 리코펜이 몸에 좋다는 에비던스는 없다.

분명 혈중 리코펜의 농도를 측정해보면 그 수치와 암이나 심근경색 간에 상관관계가 있다는 연구 결과가 나온다. 그러나 리코펜을 추출해 보조 영양제로 섭취했을 때 암이나 심근경색 예방, 사망률 저하에 효과적이라는 에비던스는 없다(LDL 콜레스테롤을 낮추는 등 혈액 데이터에서는 효과가 있을 가능성이 있으나 실제 병을 예방한다는 에비던스는 없다).

역으로 암이 커지거나 사망률이 높아지는 베타카로틴의 케이스처럼 이후의 연구를 통해 실은 유해하다는 결론이 나올 가능성도 없지 않다. 현재로서는 리코펜이 몸에 좋다는 확실한 에비던스가 없으므로 건강을 위해 일부러 열심히 섭취할 필요는 없다.

● '성분'은 중요하지 않다

반복해서 말하지만 건강한 식사에서 필요한 것은 몸에 좋은 '식품'을 선택하는 것이며, 성분은 중요하지 않다. 녹황색 채소는 몸에 좋지만 거기에 들어 있는 베타카로틴이나 리코펜과 같은 '성분'이 몸에 좋은 것은 아니다. 즉 토마토에 리코펜이 풍부하다는 것이나 당근에 베타카로틴이 들어 있다는 것은 우리 건강에 그다지 중요하지 않다. 실제로 서구에서는 일상에서 베타카로틴이나 리코펜과 같은 용어가 대화 중에 거의 등장하지 않는다. 건강을 유지하는 핵심은 베타카로틴이나 리코펜에 혹해 특정 채소를 집중적으로 편식하는 것이 아니라 다양한 종류의 채소와 과일을 매일 지속적으로 많이 섭취하는 것이다.

식사와 체중의 관계

이 책에서 건강한 식사란 '병에 걸리지 않고 건강하게 오래 사는 데 도움이 되는 식사'라고 정의하고 있다. 우리가 일상적으로 먹는 음식을 통해 병에 걸리지 않는 것을 많은 사람이 가장 중요하게 생각하리라 본다. 그러나 특히 젊은 사람 중에는 다이어트를 위해 식단을 바꾸고 싶어 하는 경우가 많다. 이들은 병에 걸리지 않는 것보다 날씬한 외모를 더 우선순위에 둘 것이다. 따라서 시중에는 '다이어트에 효과적인 식사'에 관한 정보가 넘쳐난다. 그러나 대부분은 과학적 근거에 기초하지 않은 개인의 경험담일 뿐이다. 이를 바로잡기 위해 '살 빠지는 식사'와 관련해 과학적으로 어떤 사실이 밝혀졌는지 살펴보자.

현재 '당질 제한 다이어트'가 유행하고 있다. '탄수화물만 줄이면 된다'니 더할 나위 없이 단순하고 매력적인 방법임에 틀림없으나, 사실 당질 제한 다이어트가 반드시 살이 빠지는 식사라고 할 수는 없다. 탄수화물 중에서도 '살찌는 탄수화물'과 '살찌지 않는 탄수화물'이 있기 때문이다.

칼로리 섭취량보다 식품의 내용이 더 중요

하버드 공중위생대학원의 연구자들[1]은 식사를 통해 다이어트 하는 사람들이 오로지 칼로리에만 집중하는 태도에 문제를 제기했다. 최근 연구에 의하면[2] 다이어트에서 섭취하는 칼로리의 '양'에 못지 않게 중요한 것이 '질'이다. 즉 핵심은 '몇 kcal를 섭취하는가'만이 아니라 그것을 '어떤 식품으로 섭취하는가'라는 것이다.

식사는 크게 단백질, 탄수화물(당질), 지방 셋으로 나눌 수 있다. 단백질과 탄수화물은 1g당 4kcal인데 지방은 1g당 9kcal나 된다. 지방이 같은 무게라도 2배 가까이 칼로리가 높으므로 다이어트를 위해 섭취 칼로리를 낮추려 한다면 지방의 양을 줄이는 것이 일견 합리적인 듯하다. 이런 사고를 바탕으로 예전에는 식단에서 지방의 양을 줄임으로써(저지방식) 체중을 감량할 수 있다고 생각했고 실제로 실행하던 때가 있었다.

그러나 피험자를 저지방식과 고지방식으로 무작위 할당한 랜덤화 비교 시험[3]의 결과 저지방을 먹은 사람과 고지방을 먹은 사람의 체중 변화에 차이가 없다[4]는 것이 밝혀졌다. 저지방식이 확실하게 '살 빼는 식사'가 아니었던 것이다.

살 빠지는 탄수화물?

그리고 최근에는 탄수화물의 양을 줄여 살을 빼는 다이어트가 널리 회자되고 있다. 1972년 미국인 의사 로버트 앳킨스가 저서《다이어트 레벌루션》에서 제창하면서 '앳킨스 다이어트'라고 한다. 그 외에 '당질 제한 다이어트', '저탄수화물 다이어트', '케톤식 다이어트'라 불리기도 한다. 다소 정도의 차이는 있으나 기본적으로는 탄수화물의 양을 줄여서 살을 빼는 것이다. 그렇다면 탄수화물의 양을 줄이면 정말 날씬해질까?

사실 '탄수화물을 줄이면 살이 빠진다'는 설은 정확하지 않다. 단순하게 탄수화물 섭취량이 많은 사람과 적은 사람을 비교한다면 분명 탄수화물 섭취량이 적은 사람의 체중이 줄어드는 것이 랜덤화 비교 시험을 통해 나타났다.[5] 그러나 대단히 중요함에도 많이 간과하는 사실은 탄수화물의 양이 아니라 탄수화물의 종류, 즉 어떤 탄수화물을 섭취하는가라는 점이다. 다시 말해 백미나 라면처럼 정제된 탄수화물(흰 탄수화물)은 체중 증가를 유발하지만, 현미나 메밀같이 정제되지 않은 탄수화물(갈색 탄수화물)은 먹어도 체중이 늘어나지 않는 것이 연구 결과를 통해 밝혀졌다.

그렇다면 구체적으로 식사 내용과 체중 변화의 관계를 살펴보자.

2011년 하버드대학의 연구자들이 미국인 약 12만 명을 12~20년

칼럼 그림 1 ● 식사 내용 변화와 체중 변화의 관계

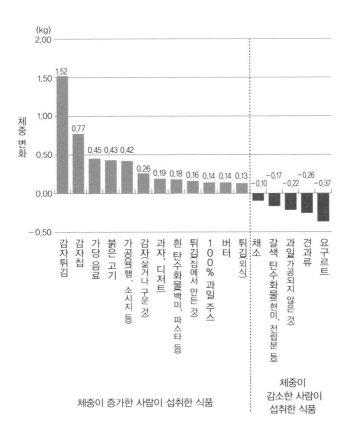

(kg)

체중 변화

1.52
0.77
0.45 0.43 0.42
0.26 0.19 0.18 0.16 0.14 0.14 0.13
−0.10 −0.17 −0.22 −0.26 −0.37

감자튀김
감자칩
가당 음료
붉은 고기
가공육(햄, 소시지 등)
과자, 디저트
감자삶거나 구운 것)
흰 탄수화물(백미, 파스타 등)
튀김집에서 만든 것
100% 과일 주스
버터
튀김(외식)
채소
갈색 탄수화물(현미, 전립분 등)
과일(가공되지 않은 것)
견과류
요구르트

체중이 증가한 사람이 섭취한 식품

체중이
감소한 사람이
섭취한 식품

주: 그림의 세로축은 4년간 체중이 얼마나 변화했는지를 나타낸다. 모든 식품의 섭취량 1단위당의 변화이다. 이들 식품은 모두 통계적으로 체중과 관계가 유의미한 것들이다. 한편 체중과 유의미한 관계가 잘 파악되지 않는 것으로 치즈, 우유, 다이어트 소다 등이 있다(그림에는 표시하지 않음).

출전: Mozaffarian et al.(2011)을 기초로 저자 작성

간 추적해 식사 내용이 체중에 어떤 영향을 미치는지 조사한 관찰 연구가 있다.[6] 이 결과를 칼럼 그림 1에서 확인할 수 있다. 이것을 보면 흰 탄수화물을 먹은 사람은 체중이 증가했으나, 갈색 탄수화물을 먹은 사람은 체중이 감소하는 것을 알 수 있다.

감자튀김은 최고의 비만 식품

감자, 가당 음료(당분을 함유한 탄산음료 등. 여기서는 다이어트 콜라 등의 무당 제품은 포함하지 않는다), 붉은 고기, 과일 주스 등을 즐겨 먹은 사람일수록 체중이 늘어난 것으로 밝혀졌다. 역으로 채소와 과일, 요구르트를 먹은 사람은 체중이 감소했다.

그렇다면 바나나나 사과 등 이른바 '당질이 많은 과일'은 어떨까. 사실 과일 종류별 체중 변화는 별도 연구[7]를 통해 검증되었는데, 바나나와 사과 섭취량이 많은 사람일수록 오히려 체중이 줄어든 사실이 밝혀졌다. 종류에 관계없이 많은 과일이 다이어트에 좋다고 생각해도 좋을 것이다.

주의할 것은 이것은 관찰 연구 결과이므로 인과관계는 아직 명확하게 밝혀지지 않았다. 이 연구는 식사 내용이 얼마나 변화했는가(줄었는지 늘었는지)와 체중이 어떻게 변화했는가 사이의 관계성을 조사한 연구이다. 즉 정확하게는 이것들을 먹으면 체중이 줄어든다

(또는 늘어난다)고 말할 수 없고, 체중이 줄어든(또는 늘어난) 사람은 이들 식품의 섭취가 많아졌다는 부분까지만 말할 수 있다. 그러나 그럼에도 흰 탄수화물과 갈색 탄수화물은 체중 변화의 관계가 정반대라는 점은 중요한 사실이다.

랜덤화 비교 시험에서는 무엇이 밝혀졌을까? 예를 들어 견과류에 관련해서는 복수의 랜덤화 비교 시험이 실시되었는데, 먹지 않은 그룹보다 견과류를 먹은 그룹의 체중이 줄어드는 경향이 있었으나, 두 그룹의 차이는 그리 크지 않았다.[8] 이를 통해 고칼로리인 견과류를 먹어도 살이 찌지 않는다(엄밀히 말하자면 살이 빠지는 경향이 있다)는 것을 말할 수 있으나, 견과류를 먹음으로써 살이 확실히 빠진다는 사실은 아직 단정하기 어렵다.

탄수화물을 줄인 만큼 무엇을 먹을까

같은 1g당 4kcal의 탄수화물이라도 백미를 섭취한 사람은 체중이 늘고 현미를 섭취한 사람은 줄었다. 같은 칼로리라도 과일 주스를 먹은 사람은 뚱뚱해졌으나 과일(가공하지 않은)을 먹은 사람은 날씬했다. 이런 사실을 통해서도 섭취한 칼로리의 '양'보다 무엇으로 칼로리를 섭취했는가, 즉 칼로리의 '질'이 중요하다는 사실을 이제는 확실히 이해할 수 있을 것이다.

항간에 유행하는 당질 제한식의 최대 문제는 탄수화물을 줄인 만큼 대신 무엇을 먹을 것인지에 대해 잘못된 지도가 종종 이루어진다는 점이다. '탄수화물만 줄이면 스테이크든 불고기든 원하는 것을 먹어도 좋다'는 지노를 받는다면 분명 그 식사요법은 잘못된 것이므로 상담사나 트레이너를 바꾸는 것이 낫다. 왜냐하면 칼럼 그림 1에서도 알 수 있듯 붉은 고기를 먹은 사람은 체중이 늘어난 것을 확인할 수 있기 때문이다. 설령 붉은 고기를 먹어 체중을 감량했다 하더라도 붉은 고기를 과다 섭취하면 동맥경화가 진행돼 뇌졸중에 걸리기 쉽고, 대장암의 위험이 높아진다(붉은 고기가 건강에 미치는 영향은 3장에서 상세히 설명한다). 질병의 위험이 있는 식단인 것이다. 질병 리스크 없이 살을 뺄 방법이 있는데 굳이 뇌경색이나 암의 위험도를 높이면서까지 체중 감량을 원하는 사람은 없을 것이다.

한편 흰 탄수화물을 줄이고, 대신 채소나 과일을 많이 먹도록 지도를 받았다면 이는 올바른 식사요법이다. 갈색 탄수화물로 대체하는 것도 올바른 다이어트법이다. 이처럼 '탄수화물을 대체해 어떤 식품을 추천하는가'를 통해 자신이 지도받은 식사요법이 올바른지, 과학적 근거가 없는 의심스러운 것인지 판별할 수 있다.

'살 빠지는 식사'는 암도 줄인다

또 한 가지 중요한 포인트는 날씬해지기 위해 식사만 바꾸는 것으로는 불충분하다는 점이다. 다수의 연구[9]에서 식사뿐 아니라 운동량, 수면, 스트레스 정도도 체중에 영향을 미친다는 사실이 밝혀졌다. 이와 같이 여러 요인을 모두 최적화하는 것이 확실하게 날씬해지기 위한 첫걸음이다.

이상의 내용을 통해 이미 짐작한 분도 있겠지만, 안전하고 확실하게 '살 빠지는 식사'가 실은 '건강한 식사'와 매우 유사하다. 즉 이 책에서 말하는 '건강한 식사'는 뇌졸중이나 암 등의 위험을 낮추는 것만이 아니라 다이어트에도 효과적이라고 할 수 있다.[10]

앳킨스는 2003년에 넘어지면서 머리를 강하게 부딪히는 바람에 뇌출혈로 사망했다. 2003~2004년에 발표한 2개의 랜덤화 비교 시험[11]에서 앳킨스 다이어트로 6개월은 체중이 감소하나 12개월 후 체중이 예전으로 돌아간 것으로 나타났다. 이뿐 아니라 극단적인 탄수화물 제한이 건강에 미치는 장기적인 영향은 여전히 알려진 바가 없으며, 심장병 등의 리스크가 높아질 가능성도 의심받고 있다.[12] 어쨌든 단순히 '탄수화물만 줄이면 살이 빠진다'고 주장하는 책이나 그렇게 지도하는 사람은 이들 에비던스를 충분히 이해하지 못하는 것이므로 신뢰하지 않는 것이 현명하다.

2장

몸에 좋다는
과학적 근거가 있는
식품

올리브유와 견과류는 뇌졸중과
암의 위험을 낮춘다

•••

일식이 몸에 좋다고 생각하는 사람이 많다. 그러나 사실 일식이 건강
에 좋다는 에비던스는 약하다.[1] 분명 일식은 붉은 고기나 버터 등 몸에
나쁜 기름을 많이 사용하지 않는 점에서 건강할지 모르나, 한편으론
소금과 흰 탄수화물의 양이 서구 식단보다 상당히 많다. 평소의 백
미 섭취량을 보아도 일식은 흰 탄수화물이 많은 식사임을 알 수 있
다. 건강에 관한 신뢰할 수 있는 연구 결과가 나오기까지는 짐작만
으로 몸에 좋다고 맹신하는 것은 위험하다.[2]

　일식이 몸에 좋다는 에비던스가 약한 한편, 지중해 연안 지역의
식생활인 '지중해식'은 건강에 좋다는 에비던스가 여러 차례 나왔
다. 세계에는 수많은 식문화가 있는데, 이 중 건강에 좋다는 사실이
가장 확고하게 밝혀진 것이 '지중해식'이다. 이때 말하는 지중해식

의 주요 식품은 올리브유, 견과류, 생선 등이다.

음식 관련 연구는 대단히 복잡하고 까다롭다. 우리의 식단만 보아도 국과 반찬이 있는 가정식도 있고, 국밥이나 한 그릇 덮밥과 같은 메뉴도 있다. 연구를 위해서는 식사 내용이 표준화되고 연구에 참가하는 사람들이 일정 정도 동일한 식사를 해야 한다. 그렇다면 우선 과거 연구에서 '지중해식'이라고 했을 때 어떤 식사를 의미하는지 살펴보자. 이를 통해 올리브유와 견과류가 몸에 좋다는 결론에 도달한 배경을 보다 쉽게 이해할 수 있을 것이다.

◉ 지중해식에 관한 대규모 연구

2013년 세계에서 권위 있는 의학 잡지로 꼽히는《뉴 잉글랜드 저널》에 지중해식의 검증을 목적으로 한 랜덤화 비교 시험 연구 결과[3]가 게재되었다. 이것은 스페인에서 실시한 여러 시설 공동 연구이며, 당뇨병이나 흡연력이 있으면서 심근경색 등의 병력이 없는 약 7500명을 랜덤으로 3개 그룹으로 나누었다.

① 첫 번째 그룹은 지중해식을 먹도록 지도하고, 여기에 1주마다 약 1L의 엑스트라버진 올리브유를 지급했다.

그림 2-1 ● 지중해식의 개요

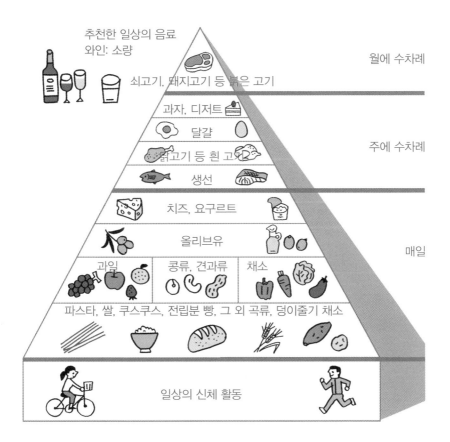

추천한 일상의 음료
와인: 소량

쇠고기, 돼지고기 등 붉은 고기

월에 수차례

과자, 디저트

달걀

닭고기 등 흰 고기

생선

주에 수차례

치즈, 요구르트

올리브유

과일   콩류, 견과류   채소

매일

파스타, 쌀, 쿠스쿠스, 전립분 빵, 그 외 곡류, 덩이줄기 채소

일상의 신체 활동

출전: Oldways Preservation & Exchange Trust(1994)

② 두 번째 그룹도 마찬가지로 지중해식을 먹도록 지도하고, 매일 30g
　의 혼합 견과류(호두 15g, 헤이즐넛 7.5g, 아몬드 7.5g)를 지급했다.
③ 세 번째 그룹은 지중해식 대신 저지방식으로 지도한다(대조군). 총
　섭취 칼로리나 운동은 특별히 제한하지 않았다.

지중해식 식사 지도를 받은 그룹의 영양 지도를 표 2-1에서 좀 더
상세히 확인할 수 있다.

연구 대상자를 약 5년간 추적해 동맥경화로 인한 이벤트(심근경
색, 뇌졸중, 그로 인한 사망)가 일어났는지 평가했다. ①과 ②의 지중
해식 영양 지도를 받은 그룹은 ③의 대조군보다 생선 섭취량이 1일
5~6g가량 많고 콩류 섭취량도 3~5g 많았다. ①의 엑스트라버진 올
리브유에 속한 그룹은 1일 50g 더 많은 올리브유를 섭취했으며 ②
의 견과류에 속한 그룹은 25g 많은 견과류를 섭취했다.

◉ 지중해식은 뇌졸중·심근경색을 줄인다

①과 ②의 지중해식 영양 지도를 받은 그룹은 ③의 대조군보다 뇌졸
중, 심근경색, 그로 인한 사망률이 29% 낮았다.[4] ①의 지중해식+올
리브유의 그룹에서 30%,[5] ②의 지중해식+견과류 그룹에서 28%[6]
의 위험도 감소가 나타났다.

표 2-1 ● 연구에 실행한 지중해식 영양 지도

적극적으로 섭취하도록 추천한 식품

- 올리브유 ·········· 4큰술/일 이상

- 견과류 ·········· 90g/주 이상

- 생과일(가공품은 포함하지 않음) ·········· 3단위[7]/일 이상

- 채소(가공품은 포함하지 않음) ·········· 2단위[8]/일 이상

- 생선(특히 지방이 있는 생선), 해산물 ·········· 170~260g/주 이상

- 콩류 ·········· 3/4작은 접시/주 이상

- 붉은 고기(쇠고기나 돼지고기)를 흰 고기(닭고기)로 대체한다

섭취하지 않도록 지도한 식품

- 탄산음료(가당 음료) ·········· 1컵(200cc)/일 미만

- 단 음식(케이크, 쿠키, 달콤한 빵 등) ·········· 작은 사이즈 3개/주 미만

- 버터나 마가린 등 스프레드 ·········· 1작은술/일 미만

- 붉은 고기(쇠고기나 돼지고기)와 가공육(햄이나 소시지 등) ·········· 85g/일 미만

출전: Estruch et al.(2013)을 일부 개편

그림 2-2 ● 지중해식의 효과

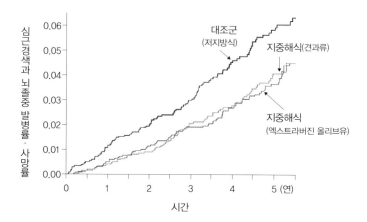

주: 이 도표는 카플란 마이어 곡선이라 하며, 세로축은 대상자가 심근경색 등이 발병하거나 혹은 그로 인해 사망할 확률을 나타낸다. 가로축은 시간을 나타낸다. 선이 올라갈수록 병에 걸리거나 사망할 확률이 높다는 것을 의미한다.

출전: Estruch et al.(2013)

뇌졸중 위험도에서는 지중해식+올리브유 그룹에서 33%, 지중해식+견과류 그룹에서 46%나 대조군보다 낮은 의미 있는 수치가 나타났다.[9]

나아가 같은 데이터를 이용한 별도의 논문[10]에서 지중해식을 섭취하면 유방암에 걸릴 확률이 57% 감소하는 것도 드러났다.

● 지중해식은 암과 당뇨병도 줄인다

이 연구보다 앞서 지중해식이 심근경색에 미치는 효과에 대한 연구가 있었는데 대부분 이미 심근경색을 일으킨 사람의 재발 예방(전문용어로 '2차 예방'이라고 부른다)을 목적으로 실시한 연구였다. 프랑스의 리옹에서 이루어진 연구[11]에서는 버터나 크림을 알파-리놀렌산이 풍부한 특수 오일로 대체했더니 심근경색 재발이 50~70% 예방되었다. 또한 지중해식이 당뇨병 위험을 30% 낮추는[12] 것도 타 연구[13]에서 보고되었다.

2016년에 미국 내과 학회지에 실린 메타분석[14]에 의하면 위의 발견에 추가해 지중해식을 지속적으로 먹은 사람은 그렇지 않은 사람보다 암으로 사망할 확률이 14% 낮고,[15] 암 발생률이 4% 낮으며,[16] 대장암에 걸릴 위험이 9% 낮았다.[17]

● 지중해식=올리브유+견과류+생선+채소·과일

이제 지중해식이 건강에 좋다는 것과 더불어 얼마나 과학적으로 증명되었는지에 대해 잘 이해하게 되었을 것이다. 나아가 지중해식 연구에서 실제로 어떤 식사를 했는지 파악했다면 후무스나 병아리콩 수프와 같이 꼭 특별한 음식이 지중해식이 아니라는 사실 또한 깨달

왔을 것이다. 1장에서 설명했듯이 올리브유, 견과류, 생선, 채소와 과일을 풍부하게 식단에 넣고, 붉은 고기를 피하면 바로 '지중해식'이 되는 것이다.

다시 말해 지중해식 레시피 책을 사거나, 인터넷에서 지중해식을 검색할 필요도 없다. 1장에서 설명한 5가지 건강에 좋은 식품을 매일 식사에 포함하고, 3가지 건강에 나쁜 식품을 피하면 지중해식을 먹는 것과 같은 건강 효과를 얻을 수 있다.

평소대로 식사를 하면서 염분과 흰 탄수화물 섭취를 줄이고 대신 올리브유, 견과류, 생선, 채소와 과일을 늘리는 것이 건강에 가장 좋은 식사라고 할 수 있다.

초콜릿은 약일까, 독일까?

초콜릿은 널리 인기가 많은 식품이다. 편의점에 가보면 과거에 비해 초콜릿의 맛이나 종류도 다양해졌고, 예전에는 백화점 등에서나 볼 수 있던 다크 초콜릿을 흔히 구입할 수 있게 되었다.

이런 현상에는 초콜릿이 건강에 좋다는 인식이 퍼진 것도 한 원인일 것이다. 서구에도 초콜릿, 특히 다크 초콜릿은 '건강한 디저트'라는 인식이 있다. 그렇다면 실제 연구에서는 어디까지 밝혀졌을까. 정말 초콜릿은 몸에 좋을까.

그렇다면 우선 초콜릿이 건강에 좋다는 인식이 퍼진 이유는 무엇일까? 사실 여기에는 중남미의 파나마라는 나라가 연관되어 있다.

파나마의 산블라스제도에 사는 선주민인 쿠나족은 갈아 으깬 카카오 열매에 옥수수를 섞은 음료를 하루 10잔 정도 마시는 습관이 있었다. 1940년대에 하버드의 연구자들이 섬에 사는 쿠나족과, 도시인 파나마시티에서 현대적 식생활을 하는 쿠나족 출신자를 비교해 보았더니 섬에 사는 원주민은 혈압이 낮고,[1] 심장병 등의 발생률도 낮은 것으로 나타났다. 이것이 초콜릿의 건강 효과에 주목하게 된 계기라고 한다.

초콜릿은 혈압을 낮춘다

초콜릿에 대해 잘 알려진 사실은 고혈압 환자의 혈압을 낮추는 작용이 있다[2]는 것이다. 이것은 랜덤화 비교 시험을 포함해 복수 연구 결과로 인정받았으며 과학적으로 검증되었다.

또한 혈압에 대한 작용에 비하면 에비던스는 약하지만 초콜릿은 우리 몸에 다음과 같은 영향을 미친다는 것이 관찰 연구를 통해 보고되었다.

- 심근경색 등으로 인한 사망률을 낮춘다.[3]
- 인슐린이 잘 듣지 않고 혈당치가 올라가는 병상(인슐린 저항성이라 한다)을 개선한다.[4]
- 알츠하이머병의 발병률을 낮춘다.[5]
- 일본인 대상 데이터를 이용한 연구 결과 뇌졸중 리스크를 낮춘다.[6]

다만 여기에 몇 가지 주의점이 있다. 초콜릿이 혈압에 미치는 효과는 랜덤화 비교 시험에서도 실증되어 거의 확실하다고 본다. 그에 비하면 여기에서 거론된 사망률이나 알츠하이머병의 효과는 관찰 연구 데이터가 전부여서 어디까지나 '가능성이 시사되고 있다'는 수

준이며, 앞으로 더욱 확실한 연구 결과를 기대해야 할 것이다.

설탕 함유량에 주의

덧붙여서 이들 연구의 상당수가 초콜릿 자체의 섭취량이 아니라 초콜릿에 있는 폴리페놀의 일종인 플라보놀이나 카카오 닙의 식이섬유 효과에만 주목하는 것이 대부분이다. 초콜릿에는 몸에 좋은 성분이 많지만, 해로운 설탕도 많기 때문에 이 두 가지가 어떤 비율로 조합되어 있는가에 따라 건강에 악영향을 미칠 수도 있다. 실제로 다크 초콜릿과 화이트 초콜릿(갈색이 특징인 카카오 매스는 함유되어 있지 않고 코코아 버터에 분유·설탕을 혼합해 만든다)을 비교해보면 건강에 미치는 영향이 다르다는 연구 결과도 있다.[7]

색이 진하다고 모두 다크 초콜릿은 아니므로 주의가 필요하다. 초콜릿 제조 과정에서 카카오의 쓴맛을 없애기 위해 탄산칼륨을 추가하는데 이것이 초콜릿의 색을 보다 검게 만드는 효과가 있다.

일반적으로 코코아 파우더나 다크 초콜릿보다 밀크 초콜릿이 플라보놀의 양이 적다고 알려져 있으므로 다크 초콜릿이 밀크 초콜릿보다 몸에 좋을 것이다. 그러나 '다크 초콜릿'인지 아닌지는 보이는 색으로 잘 판별되지 않으므로 코코아 파우더나 설탕 함유량으로 구별해야 한다. 포장지에 카카오 함유량 표기가 있다면 비율이 높은 것을 선택한다.

한편 초콜릿의 친구 격인 코코아도 비슷한 건강 효과를 기대할 수 있다.[8] 초콜릿이나 코코아 모두 원료가 같은 카카오 콩이다. 카카오 콩을 배전, 압착해서 만드는 카카오 매스에서 지방분인 카카오 버터를 제거한 것이 코코아다. 한편 카카오 매스에 카카오 버터, 우유, 설탕 등을 첨가한 것이 초콜릿이다. 초콜릿과 코코아는 본질적으로 유사하므로 코코아도 혈압을 낮추는 이로운 효과가 있으리라 본다.

초콜릿은 혈압을 낮추는 등 건강에 좋은 효과가 인정되는 매우 드문 간식이다. 일반적으로 디저트 대부분에는 흰 탄수화물, 설탕, 버터 등 몸에 좋지 않은 것이 다량 함유되어 있으므로 식후에 살짝 단 것이 당긴다면 설탕 함유량이 낮은 다크 초콜릿을 추천한다.

과일은 당뇨병을 예방하지만 과일 주스는 위험을 높인다

...

올리브유나 견과류에 비견할 정도로 몸에 좋은 식품이 바로 채소와 과일이다. 그런데 여기서 중요하게 기억해야 할 사실은 채소나 과일을 원료로 한 주스나 퓌레 등의 가공품은 반대로 해롭다는 것이다. 채소는 꼭 생으로 먹을 필요는 없고 데치거나 수프도 상관없다. 한차례 냉동한 과일을 해동해 먹어도 그렇게 큰 변화는 없다.

그러나 가공품은 완전히 다르다. 이 책에서 말하는 '채소와 과일'이란 슈퍼마켓이나 채소 가게에서 파는 생채소와 과일을 가리키는 것이며, 과일 주스와 퓌레 등의 가공된 상품은 포함하지 않는다. 이것들은 가공하는 과정에서 건강상 이로운 장점이 사라지기 때문이다.

● 채소·과일은 심근경색과 뇌졸중 위험을 낮춘다

16개 관찰 연구를 종합한 메타분석에 의하면[1] 하루 과일 섭취량이 1단위(바나나의 경우 1/2개, 사과라면 작은 것 1개)가 늘면 총사망률(원인에 관계없이 사망하는 비율)은 6% 감소하고,[2] 채소 섭취량이 1단위(작은 접시 1개) 늘어나면 사망률은 5% 감소한다.[3] 채소나 과일을 먹을수록 사망률이 낮아지지만, 하루 섭취량이 5단위(약 385~400g)를 초과하면 그 이상 섭취량이 늘어도 사망률엔 변동이 없다. 즉 하루 5단위까지는 건강상 이점이 상승하는 것으로 볼 수 있다.[4]

채소나 과일 섭취량이 1단위 증가하면 심근경색이나 뇌졸중 등의 질환으로 사망할 확률이 4% 감소하고,[5] 당뇨병 발병률 역시 과일을 적당히 먹는 사람이 더 낮다고 보고되고 있다.[6]

랜덤화 비교 시험에서는 어떤 사실이 밝혀졌을까. 2013년에 발표된 10개의 랜덤화 비교 시험을 종합한 메타분석[7]이 있다. 그 결과 채소와 과일 섭취로 수축기 혈압은 3.0mmHg 정도 낮아졌지만, 확장기 혈압이나 콜레스테롤 수치에는 영향이 없었다. 그러나 이 메타분석의 추적 기간이 3개월에서 1년으로 매우 짧고 대상자 수도 1730명으로 적었다.

식생활이 건강에 좋은 영향을 미치기 위해서는 어느 정도 시간이

그림 2-3 ● 채소·과일 섭취량과 사망률의 관계

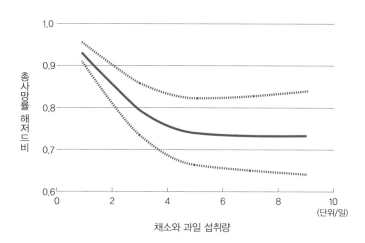

채소와 과일 섭취량

주: 실선은 추정되는 상대위험도를 나타내고, 점선은 95% 신뢰 구간(실질 상대위험도는 95% 확률로 이 두 점선 사이에 들어간다고 생각하면 된다)[8]을 표시한다. 해저드비가 1보다 작은 것은 사망률이 낮다는 의미다. 예를 들어 해저드비 0.80이란 사망률이 20% 낮은 것으로 해석할 수 있다.

출전: Wang et al.(2014)

필요하므로 한층 대규모로 장기간에 걸친 추적이 진행된 랜덤화 비교 시험이 나오기까지 결론을 유보해야겠지만, 적어도 관찰 연구 데이터로는 채소와 과일 섭취가 심근경색과 뇌졸중을 예방할 가능성이 높은 것으로 추정해도 좋을 것이다.

그렇다면 암에는 어떤 영향이 있을까. 채소와 과일을 먹으면 암을 줄일 수 있을까? 사실 암 예방 효과는 그리 기대하기 어렵다.[9] 식도암의 경우 위험이 낮아질 가능성이 시사되기도 했으나, 강력하지 않은 에비던스여서(흡연과 음주 영향이 충분히 반영되지 않은 연구) 주의가 필요하다. 폐암, 위암, 대장암, 유방암 등에서도 채소, 과일 섭취와 연관 관계가 없다고 보고 있다. 앞서 소개한 메타분석 역시 채소나 과일 섭취량과 암으로 인한 사망률 사이에는 통계적으로 유의미한 관계가 나타나지 않았다.

● 과일 주스는 당뇨병 위험을 높인다

2013년 당시 하버드 공중위생대학원 연구원이었던 무라키 이사오(현재 오사카대학 대학원 의학계 연구과 공중위생학교실)가 발표해 영국의사회 잡지에 게재된 대규모 관찰 연구 논문[10]에서 과일을 많이 섭취하는 사람일수록 당뇨병 위험이 낮은 것으로 밝혀졌다. 이 논문에서 흥미로운 점은 과일의 종류에 따라 당뇨병 예방 효과가 다르다는 사실이다. 과일 중에서도 블루베리와 포도를 먹는 사람은 특히 당뇨병 위험이 낮았다. 다만 많은 과일이 당뇨병 위험을 낮추지만 캔털루프 멜론(적육종 머스크멜론)은 역으로 높이는 것으로 밝혀져 경계 대상으로 지목되었다.

혈당치에 어떤 영향을 미치는가를 살펴보았을 때도 많은 과일이

그림 2-4 ● 과일 섭취와 당뇨병 위험 관계

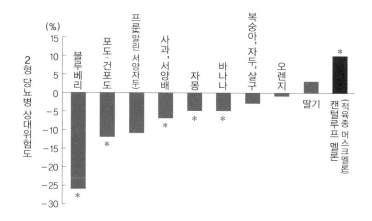

주: 도표의 *는 통계적으로 유의미하게 당뇨병 위험을 낮추거나 높이는 관계로 인정된 과일.

출전: Muraki I et al.(2013)을 기초로 필자 작성

혈당치를 거의 높이지 않으나 멜론만 상승했다. 혈당치에 주의해야 하는 사람이라면 멜론은 피하는 것이 좋을 것이다.[11]

또한 과일 주스를 많이 마시는 사람일수록 당뇨병 위험이 높은 것도 밝혀져서 이목을 끌었다. 주당 3단위(3컵분)의 과일 주스를 섭취하는 사람은 당뇨병 위험이 8%나 더 높았다.[12] 즉 과일을 먹는 사람은 당뇨병 위험이 낮아지지만 과일 주스를 많이 먹는 사람은 당뇨병 위험이 높아지는 역효과가 발생하는 것이다.

2015년 영국의사회 잡지에 게재된 영국 케임브리지대학의 이마무라 후미아키가 실시한 관찰 연구 메타분석[13]에 의하면 과일 주스 섭취량이 1일당 1단위 많은 사람일수록 당뇨병 위험이 7% 높아졌다.[14] 콜라 같은 가당 음료에 비하면 영향력은 작으나 과일 주스도 당뇨병 위험을 높인다는 사실을 반드시 기억해두자.

● 과일 주스는 왜 좋지 않을까?

과일은 당뇨병 위험을 낮추는데 왜 과일 주스는 높이는지 의문이 들 수 있다. 과일에는 혈당치를 높이는 과당이 있지만, 혈당치 상승을 억제하는 식이섬유도 있어 함께 섭취하게 된다. 그러나 과일 주스는 과당만 섭취하므로(수용성 식이섬유는 있지만, 불용성 식이섬유의 상당 부분이 가공 과정에서 제거된다고 본다), 혈당치가 올라가 당뇨병 위험이 상승하는 것이다.

그렇다면 당분과 식이섬유 보조 영양제를 함께 먹으면 괜찮을까? 대답은 그렇지 않다. 아직 이에 관한 연구 결과는 없으나, 전문가들은 일반적으로 식이섬유를 영양 보조제로 섭취하기보다 식사를 통해 얻는 것이 바람직하다고 본다. 역시 1장에서 설명했듯 성분이 아니라 식품에 중점을 두고 온전하게 섭취하는 것이 건강한 식사 습관에 특히 중요하다. 건강을 유지하고 싶다면 과일은 많이 먹고, 과일 주스는 가급적 피한다.

◉ 채소 주스보다 채소를 먹자

과일 주스는 당뇨병 위험을 높인다. 그렇다면 채소 주스는 어떨까. 채소 주스는 관련 에비던스가 없어서 현재 확실히 밝혀지지 않았다. 성분 표시 라벨을 살펴보았을 때 퓌레나 농축 환원이라 씌어 있다면 당연히 가공하지 않은 생채소와 동일한 건강상 이점을 기대할 수 없을 것이다. 그러나 설령 농축 환원이 아니라고 해도 채소 주스가 건강에 좋다는 에비던스는 없다. 과일 주스의 예와 마찬가지로 많은 불용성 식이섬유가 채소 주스로 가공되는 과정에서 제거된다. 채소가 건강에 좋다는 에비던스는 있으나, 채소 주스의 경우는 없으므로 (연구가 진행되지 않았으므로 건강에 좋은지 나쁜지 알 수 없다) 건강을 생각한다면 채소 주스가 아니라 가공되지 않은 채소를 많이 섭취하는 것이 좋겠다.

결론적으로 과일 주스나 채소 주스로 과일과 채소를 섭취했다고 안심해서는 안 된다. 간편하게 먹을 수 있는 '주스'가 아니라 에비던스가 확실한 '가공되지 않은 과일과 채소'를 섭취하도록 명심하자.

유기농 식품은 건강에 좋을까?

서구에서는 해를 거듭할수록 유기농 식품이 인기를 끌고 있다. 유기
농업연구소(FiBL)의 발표에 의하면 전 세계적으로 유기농 경작지의
면적이 해마다 증가해 2015년 기준 5090만ha에 이르며, 이는 2014
년에 비해 650만ha 늘어난 수치다. 더불어서 유기농 시장 규모 역시
성장세가 가파르다. 연간 약 750억 유로에 이르는 것으로 추산되며,
이 중 미국이 규모가 가장 커서 절반 이상을 차지한다. 전 세계적으
로 건강을 생각하는 추세가 확산되면서 시장 규모가 지속적으로 커
지고 있다.

유기농 식품이란 이른바 유기 재배로 생산한 식품을 말한다. 나라
마다 '유기농'이라 불리기 위한 조건에 약간씩 차이가 있으나, 유기
농이란 일반적으로 농작물의 경우는 화학비료나 농약을 사용하지
않은 것, 가축은 항생제나 성장호르몬을 가급적 사용하지 않고 키운
것을 말한다.

유기농 작물과 유기농 작물 가공품을 '유기농'이라 표시하기 위
해서는 생산자나 가공업자가 등록 인정 기관의 검사·인증을 받도록

칼럼 그림 2 ● **유기농 식품 시장 규모**

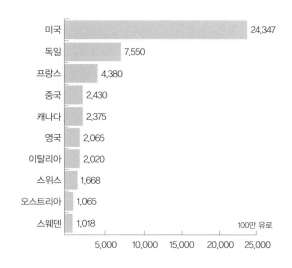

출전: FiBL, IFOAM(2015)

하고 있다.

유기농 식품에 대한 우려

유기농 식품이 일반 식품보다 고가이지만 영양가가 높고, 보다 안전하다고 인식하는 사람이 많다는 연구가 있다.[1] 또 한편에서는 유기 비료가 대개 발효된 가축 분변을 이용하기 때문에 식중독을 유발한다거나, 기생충 감염 위험이 높다고 경종을 울리는 전문가도 있다. 그렇다면 어느 쪽이 사실일까?

2012년 스탠퍼드대학의 연구자들이 유기농 식품이 건강에 미치는 영향에 관한 에비던스를 정리해 총설 논문[2]으로 발표했다. 여기에서 인간을 대상으로 한 17개 연구와, 식품을 조사한 223개 연구를 종합해 다음과 같은 결론을 도출했다.

• 유기농 식품은 일반 식품과 비교할 때 영양가에서 차이가 없다.[3]
• 미량(검출 가능한 최저치)의 잔류 농약이 있을 확률은 유기농 식품이 낮다(유기농 식품 7%,[4] 일반 식품 38%로[5] 미량의 잔류 농약이 확인되었다).
• 그러나 보통의 성인이라면 일반 식품으로 섭취한 잔류 농약의 양이 허용 섭취량보다 적으며, 건강에 피해를 끼칠 수준은 아니라고 판단된다.
• 병원성 대장균에 오염될 확률은 유기농 식품과 일반 식품에 차이가 없다(유기농 식품은 7%,[6] 일반 식품 6%로[7] 오염 정도가 확인되었다).
• 겨울에 유기농 고기를 섭취함으로써 캄필로박터균에 의한 식중독에 걸릴 위험이 약 7배나 된다.[8]

정리하면 유기농 식품은 일반 식품보다 ① 영양가는 다르지 않다, ② 잔류 농약은 약간 적다(그러나 일반 식품도 농약의 양은 허용 범위 내), ③ 겨울철 고기는 식중독을 일으킬 위험이 높다는 것으로 정리할 수 있다.

칼럼 표1 ● 잔류 농약이 많은 식품 · 적은 식품

잔류 농약이 적은 채소 · 과일	잔류 농약이 많은 채소 · 과일
1. 옥수수	1. 딸기
2. 아보카도	2. 시금치
3. 파인애플	3. 천도복숭아
4. 양배추	4. 사과
5. 양파	5. 복숭아
6. 스위트피(냉동)	6. 서양배
7. 파파야	7. 체리
8. 아스파라거스	8. 포도
9. 망고	9. 셀러리
10. 가지	10. 토마토
11. 허니듀 멜론	11. 파프리카
12. 키위	12. 감자
13. 캔털루프 멜론(적육종 머스크멜론)	13. 고추
14. 콜리플라워	
15. 자몽	

출전: Environmental Working Group(2017)

2016년 서구 의회에서 소집한 조사 팀이 유기농 식품이 인간의 건강에 어떤 좋은 영향을 미치는지 연구했는데 거의 비슷한 결과를 얻었다.[9]

과민하게 반응할 필요는 없다

즉 보통 사람에게는 유기농 식품이 아니어도 건강이라는 관점에서 문제가 없는 것으로 판단된다. 다만 유기농 식품이 이로울 가능성이 있는 경우를 꼽자면 임신 중이거나 임신 가능성이 있는 여성과 아기일 것이다.

지금까지의 연구 결과[10]에서 대단히 미약한 에비던스이기는 하지만, 임신 중에 살충제를 많이 섭취하면 태어날 아이의 IQ가 낮아진다든지, ADHD(주의력 결핍 및 과잉 행동 장애)의 위험이 높아질 가능성이 있음이 시사되었다. 또한 2세 이하 소아에게는 유기농 유제품이 아토피 피부염에 걸릴 위험을 낮출 가능성이 있다는 보고[11]도 나왔다. 물론 이것은 어디까지나 가능성이 있다는 정도이지 강력한 에비던스라고 말할 수 없기 때문에 과민하게 반응하지 않는 것이 좋다.

백번 양보해서 잔류 농약이 걱정된다 하더라도 먹는 식품을 모두 유기농으로 할 필요는 없다. 식품 종류에 따라 잔류 농약의 양이 크게 다르기 때문이다. EWG(Environmental Working Group)라는 NPO가 식품별 잔류 농약의 양을 측정해 홈페이지에[12] 공개하고 있다. 옥수수나 아보카도와 같이 잔류 농약이 적은 식품은 일반 상품으로 하고 딸기나 시금치 등은 잔류 농약 양이 많으므로 유기농을 선택하는 식으로 식재료에 따라 구분하는 방법도 현명하다.

참고로 이 조사는 채소나 과일을 씻거나 껍질을 벗긴 뒤 농약 잔류량을 측정했으므로 사과나 복숭아 등 껍질을 벗겨서 먹는 식품이라도 내부에 여전히 농약이 남아 있음을 시사하고 있다. 이 조사는 매년 실시하고 있으며 해마다 결과가 달라진다는 점, 미국에서 실시하는 조사이므로 그 외 나라의 수입품이나 국내산 실정에 그대로 적용하기 어려운 점에는 유의하자.

생선이 심근경색과
유방암 위험을 낮춘다

• • •

지금까지의 내용을 통해 올리브유, 견과류, 채소와 과일이 우리 몸에 중요하다는 것을 이해했으리라 생각한다. 그러나 식탁에 내내 이 4가지만 올라온다면 즐겁지 않을 것이다. 우리는 매일 세끼 식사를 하고, 인생을 풍요롭게 하는 데 음식이 중대한 영향을 미치므로 풍성하고 다양한 식생활에 대한 욕구가 있다. 그렇다면 메인 디시(주요리)는 어떤 스타일이 좋을까.

메인 디시에는 생선을 추천한다. 일본이 장수 국가로 알려진 배경에는 예로부터 생선을 많이 먹기 때문이라는 인식이 있을 정도이고 (다만 이것도 확실하게 과학적으로 증명된 것은 아니다), 매스컴에서 생선이 건강에 좋다는 내용도 흔히 접한다. 생선이 몸에 좋은 것은 특별히 새로운 내용이 아니나, 생선이 어떻게 건강에 좋은지 제대로 이해하는 사람은 그리 많지 않을 것이다. 생선을 먹으면 정말로 장수에 도움이 될까? 심근경색이나 암을 예방하는 효과가 있을까? 수은 등 유해 물질이 있어서 너무 많이 먹는 것은 오히려 몸에 좋지 않다는 설도 있는데 사실일까? 다음에서 이런 소박한 의문을 풀어가기로 하자.

◉ 생선을 먹으면 장수한다?

생선과 건강의 관계는 현재 어디까지 밝혀졌을까. 우선은 사망률을 살펴보자. 2016년 서구의 권위 있는 영양학 잡지에 12개 관찰 연구(합계 67만 명) 데이터를 종합한 매우 주목할 만한 메타분석 결과[1]가 게재되었다. 여기에서 생선 섭취량이 많은 사람일수록 사망 위험이 낮다는 결과가 발표되었다.

그렇다면 얼마나 먹으면 좋을까. 그림 2-5를 참고해 살펴보자. 채소·과일의 경우와 마찬가지로 섭취량에 비례해 계속 좋아지는 것이 아니라 어느 정도 섭취하면 그 이상 먹어도 이점이 증가하지 않는다. 이 그림으로도 알 수 있듯 하루 60g이 상한선으로, 그 이상 생선을 많이 섭취해도 추가적인 장점이 나타나지 않는다. 주목할 것은

그림 2-5 ● 생선 섭취량과 사망률의 관계

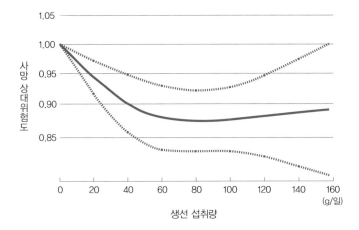

주: 1. 세로축(사망 '상대위험도')은 생선을 전혀 먹지 않는 사람에 비해 사망 위험도가 몇 배인가를 나타낸다. 예를 들어 생선 섭취량이 60g/일인 사람의 위험도는 0.88(88%)이므로 사망 위험도(100%에서 빼서)가 12% 낮아지는 것으로 해석할 수 있다.
2. 실선은 추정되는 상대위험도를 나타내고, 점선은 95% 신뢰 구간(실질 상대위험도는 95% 확률로 이 두 점선 사이에 들어간다고 생각하면 된다)을 표시한다.

출전: Zhao et al.(2016)

하루 60g의 생선을 먹은 사람은 생선을 전혀 먹지 않는 사람보다 사망률이 12% 낮았다.[2]

참고로 이 메타분석에 일본인을 대상으로 한 관찰 연구 2건이 포함되어 있는데, 모두 생선 섭취량이 많을수록 사망률이 낮다는 결과가 나타났다.[3]

◉ 생선은 심근경색의 위험을 낮춘다

생선을 먹으면 심근경색 등 동맥경화 때문에 발생하는 질병을 예방할 수 있을까? 복수의 연구를 종합한 메타분석[4]에 의하면 1일 85~170g의 생선(특히 지방이 많은 생선)을 섭취하면 (거의 생선을 먹지 않는 사람보다)심근경색으로 사망할 위험이 36% 낮아지는 것으로 나타났다.

다소 오래된 연구이지만 오메가3 지방산이 건강에 미치는 효과를 검증한 랜덤화 비교 시험도 있다. 이탈리아 연구자들이 1993년부터 1995년에 실시한 연구에서[5] 과거 3개월 이내 심근경색을 일으킨 남녀 약 1만 명을 대상으로 하루 1g의 오메가3 지방산을 복용하는 그룹과 하지 않는 그룹으로 무작위로 나눈 뒤 3~5년간 추적 관찰했다. 그 결과 오메가3 지방산을 복용한 그룹의 사망률이 14% 낮은 것으로 나타났다.[6]

이 외에도 몇 개의 랜덤화 비교 시험이 있는데 모두 오메가3 지방산의 섭취로 심근경색 등 동맥경화 때문에 발생하는 질병의 재발이 예방되는 경향이 엿보였다.

참고로 일본인을 대상으로 한 랜덤화 비교 시험에서는 청어에 많이 함유된 EPA(Eicosapentaenoic Acid)라는 불포화지방산을 섭취

그림 2-6 ● 생선 섭취량(오메가3 지방산 환산)과 유방암 리스크의 관계

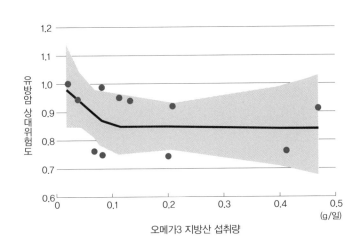

오메가3 지방산 섭취량

출전: Zheng et al.(2013)

한 그룹은 섭취하지 않은 그룹보다 심근경색이 발생하거나 심근경색으로 사망할 위험이 19% 낮다는 결과를 얻었다.[7]

● 생선이 암 예방에 좋을까?

생선을 많이 먹으면 암에 걸릴 위험이 낮아질 가능성도 시사되고 있다. 21개 관찰 연구를 종합한 메타분석[8]에서 생선을 많이 먹으면 유방암의 위험이 낮아지는 것으로 나타났다. 구체적으로는 오메가

3 지방산 환산으로 하루 0.1g을 섭취하면 유방암에 걸릴 위험이 5% 떨어졌다.[9] 이것 역시 양이 늘어나는 것에 비례해 위험도가 계속 내려가는 것이 아니라 그림 2-6에서 보듯이 0에서 소량 섭취한 조건(오메가3 지방산으로 0.1g/일)에서 가장 위험이 낮았다. 따라서 소량이라도 매주 꾸준히 생선을 먹는 것을 추천한다.

이 외에도 생선 섭취[10]는 대장암이나 폐암[11] 위험을 낮춘다는 보고가 있다. 그러나 생선 섭취로 위암[12] 위험은 낮아지지 않았으며, 전립선암[13]에 걸릴 위험은 낮아지지 않았으나 발병 후에는 암으로 사망할 위험을 낮출 가능성이 있는 것으로 조사됐다.

◉ 생선에는 수은이 축적되어 있어서 위험하다?

생선에는 수은, PCB(폴리염화바이페닐), 다이옥신 등 유해 물질이 축적되어 있다는 말도 들린다. 수은을 대량 섭취하면 어린이나 태아의 뇌 발달에 악영향이 있으나, 소량의 경우 어떤 해가 있는지는 아직 확실하지 않다. PCB나 다이옥신이 건강에 미치는 작용도 아직 상당 부분 밝혀지지 않았다.

다만 이들 소량의 유해 물질을 우려해 생선을 기피하는 것은 좋은 생각이 아닌 듯하다. 2006년에 실시한 연구[14] 추정에 의하면 만약 10만 명이 70년간 주 2회, 연어를 지속적으로 먹는다고 했을 때

PCB 때문에 발생하는 암으로 24명이 목숨을 잃지만, 한편으론 심장병 위험을 낮춤으로써 7000명의 목숨을 구한다고 밝히고 있다. 나아가 PCB 등의 유독 물질은 고기, 우유, 달걀 등에도 들어 있으며, 생선만 특별히 많이 함유한 것이 아니므로 굳이 생선을 기피할 필요는 없을 듯하다.

우유와 요구르트는 몸에 좋을까, 나쁠까?

우유와 요구르트가 몸에 좋다는 내용의 보도를 매스컴을 통해 흔히 접했을 것이다. 그러나 한편으로는 우유와 요구르트가 칼로리가 높다, 지방분이 많다는 등의 이유로 기피하는 사람도 있다. 진실은 무엇일까?

하버드 공중위생대학원 홈페이지에는 건강한 식사에 대한 영양 관련 전문 연구자들의 조언이 게재되어 있다. 여기서 흥미로운 점은 전문가가 추천하는 식사와 미국 농무성이 추천하는 식사가 다르다는 것이다. 홈페이지에는 미국 농무성이 추천하는 식사가 농협이나 낙농업계 등의 로비로 과학적 근거가 부족한 왜곡된 내용이 포함되어 있다고 에둘러 불만을 표시했다.

우유나 요구르트 등의 유제품이 그 하나이다. 미국 농무성은 매끼 유제품을 섭취하도록 추천하고 있으나, 하버드 연구자들은 이것이 과학적 근거가 충분하지 않다고 말한다. 이들은 하루 1~2단위(우유는 컵 1~2잔, 요구르트는 170~450g)를 최대치(이것이 추천량이 아니

칼럼 표 2 ● **유제품과 전립선암의 위험도 관계**

유제품	전립선암 위험도
우유(하루 200g 증가에 따라)	3% 상승
저지방유(하루 200g 증가에 따라)	6% 상승
치즈(하루 50g 증가에 따라)	9% 상승

출전: Aune et al.(2015)

라 '최대치'라는 점에 주의)로 하도록 조언하고 있으며, 그 이유로 과
거 연구에서 유제품의 과다 섭취가 전립선암이나 난소암 위험을 높일 가능
성이 시사된 바 있다는 논거를 들었다.

 유제품과 전립선암의 관계는 이미 알려진 바이다. 2015년 복수의
연구 결과를 종합한 메타분석[1]이 발표되었다. 그 결과 유제품의 섭
취량이 하루 400g 늘어나면 전립선암의 위험이 7% 상승하는 것으
로 밝혀졌다. 각 유제품과 전립선암 위험도에 관해서는 표 2에 정리
했다. 유제품의 종류에 관계없이 전립선암 위험이 상승하는 것을 확
인할 수 있다.

 한편 유제품과 난소암의 관계는 전립선암만큼 에비던스가 강력하
지 않다. 다만 2006년에 실시한 메타분석[2]에서는 우유를 하루 1잔
더 많이 마실수록 난소암 위험이 13% 상승할 가능성이 있음을 시사
했다.

성인은 유제품 섭취를 제한적으로!

일본도 여러 공공 기관에서 건강한 식사에 관한 정보를 제공하고 있는데, 여기에도 역시 관련 업계의 정치적 로비 가능성에 대해 의심할 필요가 있다. 즉 유제품의 경우와 마찬가지로 과학적으로 암 발생과 관계가 있을 가능성이 있다고 해도 정치적으로 섭취를 자제하도록 밝히기 어려운 입장이 있으며, 그 결과 '하루 ○○ 정도 섭취하자'는 식으로 타협점을 찾기도 한다. 12페이지에 소개한 후생노동성과 농림수산성의 '식사 밸런스 가이드'에서 추천하는 흰쌀 섭취량 (목표)이 그 일례다.

다만 여기서 소개하지 않지만 요구르트 섭취량이 많은 사람일수록 당뇨병의 발생률이 낮아질 가능성이 있음을 시사한 논문[3]도 여러 편 있으며, 유제품이 무조건 몸에 나쁘다고 할 수 없다. 또한 성장기 어린이나 중고생은 단백질 섭취라는 관점에서 유제품을 적극적으로 섭취하는 것이 좋다는 의견도 있다. 그러나 유제품을 너무 많이 섭취하면 전립선암이나 난소암 위험이 높아질 가능성을 제기하는 이상 성인은 유제품 섭취량을 적당히 조절하는 것이 바람직할 것이다.

3장

몸에 나쁘다는
과학적 근거가 있는
식품

'흰 탄수화물'은
왜 문제일까?

...

◉ 건강에 좋은 탄수화물과 나쁜 탄수화물

항간에 '당질 제한 다이어트', '저탄수화물 다이어트'가 널리 유행하고 있다. 에너지가 되는 성분을 크게 단백질, 지방, 탄수화물 3가지로 나누는데 이들 다이어트법은 공통적으로 '탄수화물' 섭취량을 줄이는 대신 단백질이나 지방 섭취량을 다량으로 늘린다. 그러나 탄수화물을 무조건 줄여야 한다는 생각은 완전히 잘못된 거짓이다. 앞서 몇 차례 밝혔듯 '몸에 좋은 탄수화물'과 '몸에 나쁜 탄수화물'이 있기 때문이다.

흰쌀과 밀가루가 대표적으로 우리와 친숙하고 많이 섭취하는 탄

그림 3-1 ● 현미와 백미의 차이

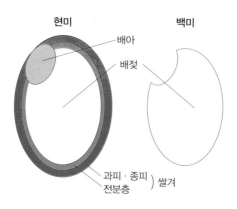

수화물인데 이것들은 대표적인 '정제 탄수화물'이다. 특히 쌀을 정제해서 부드럽고 먹기 편한 형태로 만드는 것을(하얗게 되기 때문에) '정미'라 하고, 이렇게 만든 쌀을 '정백미'라 부른다.

정제한 '흰 탄수화물'은 혈당치를 올리고, 뇌졸중이나 심근경색 등 동맥경화 때문에 발생하는 질병 위험을 높일 가능성이 있다는 것이 많은 연구를 통해 확인되었다. 한편 현미처럼 정제되지 않은 '갈색 탄수화물'은 식이섬유와 영양 성분을 풍부하게 함유하고 있어 오히려 비만과 동맥경화 위험을 낮춘다. 즉 모든 탄수화물이 해로운 것은 아니며, 어떤 탄수화물을 먹는가에 따라 건강에 정반대의 효과가 발생한다.

그림 3-2 ● 전립분과 밀가루의 차이

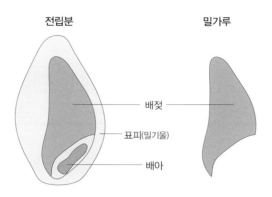

● 정제하는 과정에서 사라지는 영양소

똑같은 쌀이라도 현미에는 배젖, 배아, 쌀겨 3가지가 제거되지 않은 채 온전히 남아 있지만, 백미는 정제되어 배젖 부분만 남는다. 밀가루와 마찬가지로 정미하는 과정에서 식이섬유와 그 외 영양 성분이 사라진다.

그렇다면 밀가루는 어떨까? 보통 슈퍼마켓이나 편의점에서 손쉽게 구입하는 국수나 빵은 거의 대부분 정제된 흰 밀가루로 만든다. 참고로 정제하지 않은 갈색 밀가루를 전립분이라 한다. 서구에서는 전립분으로 만든 식품에 대한 수요가 많아 빵, 파스타, 과자 등을 다

표 3-1 ● '흰 탄수화물'과 '갈색 탄수화물'

정제된 '흰 탄수화물' (=건강에 나쁘다)	정제되지 않은 '갈색 탄수화물' (=건강에 좋다)
밀가루(빵, 파스타, 라면, 우동) 백미	전립분, 보리, 귀리, 호밀, 퀴노아 현미, 잡곡류, 메밀가루

양하게 상품화해 널리 판매하는데 우리는 아직 이 정도의 수준에 미치지 않는다.

밀은 배젖, 배아, 표피라고 하는 3개 층으로 이루어져 있다. 일반적인 밀가루는 이 밀을 정제해 배젖 부분만 추려낸다. 색이 짙은 갈색의 표피가 제거되기 때문에 흰색이 된다. 이에 반해 전립분은 이 3가지 성분을 제거하지 않고 모두 가루로 만든 것으로 갈색을 띤다.

정백한 밀가루로 만든 빵과 과자와 면은 폭신하고 부드러우며 먹기 좋지만, 애초에 밀이 가지고 있는 비타민 B, 비타민 E, 식이섬유 등의 좋은 성분이 떨어져 나가 영양이 결핍되어 있다.

이후 소개하는 연구는 백미와 현미 섭취량을 g으로 표시하므로 먼저 밥 1공기가 대략 몇 g 정도인지 가늠해두도록 하자. 밥을 그릇에 가볍게 담으면 1공기가 약 160g이고, 수북이 담으면 200g 정도이다. 그림 3-3을 보고 자신이 평소 먹는 '밥 1공기'가 어느 정도 양인지 떠올려보자.

그림 3-3 ● 대략적 밥 양의 무게(g)

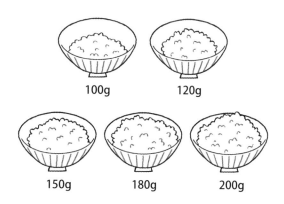

● '갈색 탄수화물'은 사망률을 낮추고 질병을 예방한다

여러 연구에서 정제되지 않은 '갈색 탄수화물'은 건강에 좋다는 보고가 나왔다. 미국, 영국, 북유럽 국가에서 실시한 연구를 종합해 78만6000명의 데이터를 이용한 메타분석[1]에 의하면 하루 70g의 갈색 탄수화물을 섭취한 그룹은 갈색 탄수화물을 거의 섭취하지 않은 그룹보다 사망률이 22% 낮았다.

7개 연구를 종합한 또 다른 메타분석[2]에 의하면 갈색 탄수화물 섭취량이 많은 그룹(1일 2.5단위 이상 섭취)은 섭취량이 적은 그룹(주 2단위 미만)보다 동맥경화 때문에 발병하는 심근경색이나 뇌졸중 같은 질병에 걸릴 위험이 21% 낮았다.

더불어 갈색 탄수화물을 섭취하면 당뇨병 위험이 한층 낮아지는 것도 복수의 연구 결과[3]를 통해 밝혀졌다. 현미를 많이 먹는 사람은(주에 200g 이상 섭취) 현미를 거의 먹지 않는 사람(섭취량이 월에 100g 미만)보다 당뇨병 위험이 11% 낮았다.[4] 이 연구에서는 하루 50g의 백미를 현미로 대체함으로써 당뇨병 위험을 36% 낮출 수 있다고 추정했다.

한편 암에 관한 에비던스는 사망률이나 동맥경화만큼 확고하지 않다. 50만 명을 5년간 추적한 연구[5]에 의하면 갈색 탄수화물의 섭취로 대장암 위험이 약간 낮아지는 것으로 나타났다. 그러나 식이섬유 섭취와 대장암 위험의 관계는 인정되지 않은 관계로, 갈색 탄수화물에 함유된 다른 영양소가 대장암을 예방하는 작용을 했을 가능성도 배제할 수 없다.

● 전립분이나 메밀가루의 함유량도 중요

갈색 탄수화물을 섭취하는 식생활이 다이어트에도 효과적이라 보고 있다. 미국에서 실시한 연구[6]에 의하면 갈색 탄수화물 섭취량이 1일 40g씩 증가함에 따라 8년간 체중이 1.1kg 감소했다. 복수의 연구[7]

를 통해 갈색 탄수화물 섭취량이 많은 사람일수록 BMI가 낮고 허리 둘레가 가는 것도 밝혀졌다.

이 외에도 갈색 탄수화물에는 변비를 예방하는 작용이나 게실염이라고 하는 대장 염증을 일으키는 질병을 예방하는 효과도 있다고 한다.

여기서 한 가지 주의할 점이 있다. 상품 중에는 '전립분 사용'이라고 눈에 띄게 써서 홍보하고 있지만 사실 전립분 함유량은 미미하고 대부분이 정제된 밀가루인 경우도 있다. 슈퍼마켓 등에서 빵이나 국수 등 밀가루로 만든 상품을 구입할 때는 식품 라벨을 찬찬히 보고 전립분 함유량이 높은지 확인할 필요가 있다. 식품 라벨은 대개 사용한 원재료의 중량 비율이 높은 순서로 표기하고 있다. 건강을 생각한다면 전립분 비율이 높은 제품을 선별해야 한다.

메밀국수도 밀가루 함유량이 높고 메밀가루는 조금밖에 들어 있지 않은 제품이 많으므로 주의가 필요하다. 정작 메밀가루보다 밀가루가 주재료인, 말하자면 '메밀가루가 들어간 국수'를 먹고 건강한 식사를 했다고 착각해서는 안 될 일이다. 건강식으로 생각하고 즐겨 먹지만 실상은 전혀 반대인 안타까운 일을 적잖이 목격하게 된다. 메밀가루 비율이 높은 제품을 잘 선택하는 것도 현명한 식습관의 하나이다.

● 백미를 많이 먹지 않으면 괜찮을까?

식사와 건강에 관련해 환자에게 조언하거나 강연할 때 가장 흔히 받는 질문이 '흰쌀밥을 많이 먹지 않으면 괜찮은가요?'라는 내용이다. 뭐든 '많이 먹지 않으면 괜찮다'는 식으로 애매하게 결론을 맺고 싶어 하지만, 그러나 유감스럽게도 우리가 그렇게나 사랑하는 흰쌀밥은 '소량도 몸에 좋지 않다'는 것이 명백한 진실이다. 백미 섭취량이 적으면 적을수록 당뇨병 위험이 낮다는 에비던스가 보고되고 있기 때문이다.

2012년 세계적으로도 권위 있는 영국의 의학 잡지에 백미와 당뇨병의 관계에 관한 4개의 코호트 연구(랜덤화 비교 시험이 아니다) 결과를 정리한 메타분석[8] 결과가 발표되었다. 여기에서 백미 섭취량이 1공기(158g) 늘어날 때마다 당뇨병 위험이 11% 증가[9]했다.

● 쌀을 주식으로 하는 동양인에겐 적용되지 않는다?

이런 말을 하면 종종 '동양인은 쌀이 주식인데 다르지 않을까요?' 하고 반문한다. 그렇다면 일본인을 대상으로 한 연구도 살펴보자. 앞의 논문에는 2010년 권위 있는 미국 영양학회 학회지에 실린 국립국제의료연구센터의 일본인 대상 데이터 분석[10]도 게재되어 있다.

이 연구에 의하면 일본인 역시 흰쌀 섭취량이 많을수록 당뇨병의 발병 가능성이 높은 것으로 나타났다.

논문에서 남성의 경우 흰쌀 섭취량이(밥 1공기를 약 160g으로 환산해) 하루 2공기 이하의 그룹보다 2~3공기인 그룹은 5년 이내 당뇨병에 걸릴 위험이 24% 높았다. 한편 밥을 하루 2~3공기 먹는 사람과 3공기 이상 먹는 사람은 당뇨병 위험에서 큰 차이가 없었다. 하루 2공기(315g) 정도가 당뇨병 위험이 높아지기 시작하는 경계선이라 볼 수 있을 듯하다.

여성에게선 더 단순한 결과를 엿볼 수 있었다. 즉 흰쌀을 먹는 양이 많으면 많을수록 당뇨병 위험이 높아진다는 관계가 인정되었다. 흰쌀을 하루 1공기 먹는 그룹에 비해(가장 적은 그룹의 흰쌀 섭취량이 남녀 다르므로 주의가 필요) 2공기 먹는 그룹은 15%, 3공기 먹는 그룹은 48%, 4공기 먹는 그룹은 65%나 당뇨병 위험이 높아지는 것으로 나타났다.

다만 이런 해석은 흰쌀의 섭취량 추정이 정확하다는 것이 전제되어야 한다. 이 연구는 보건소를 통해 참가한 건강한 사람을 대상으로 식생활 조사를 실시해 5년간 추적한 것으로, 흰쌀 섭취 조사 자체에 오차(설문에서 '얼마나 먹었습니까'라는 질문에 기억 오류나 죄책감으로 약간 낮춰 보고하는 등의 경우가 있다)를 포함하고 있으며, 또한 추적 과정에서 식생활 변화가 변수로 나타날 수 있다. 따라서 '하루 2공기의 흰쌀밥'이 정확한 2공기 양인지 사실 단정하기 어렵다(실제로는 약간 적게 보고하는 사람이 많은 것으로 알려져 있다). 또한 하루 1시간 이상 근육노동이나 격렬한 운동을 하는 사람에 대해서는 통계적으로 유의미한 관계가 나타나지 않았다.

이것을 종합해보면 흰쌀을 먹는 양이 많을수록 당뇨병에 걸릴 확률이 높아지는 경향이 확인된다는 정도로 대략적으로 이해하면 무난할 것이다.

● 흰쌀 양을 줄이면 괜찮을까?

이런 설명을 하면 다음으로 '앞으로 흰쌀의 양을 줄이면 괜찮지 않을까요?'라는 질문이 바로 이어진다. 대부분 이보다 많은 양의 흰쌀밥을 오랜 세월 먹어왔는데 이 같은 식생활이 당뇨병 위험이 높다고 하니 아무래도 받아들이기가 쉽지 않은 것이다. 그러나 다소 냉정하더라도 과학을 통해 밝혀진 사실을 진실하게 알리는 것이 나의 소명이다.

우선 '많이 먹는다'는 애매한 표현에 오해의 소지가 있다. 생각해야 할 것은 과연 어느 정도가 많이 먹는 수준인가 하는 점이다. 그림 3-4의 연구에서 볼 수 있듯 하루 2공기의 흰쌀밥으로도 당뇨병 위

그림 3-4 ● 흰쌀 섭취량과 5년 내 당뇨병에 걸릴 위험의 관계

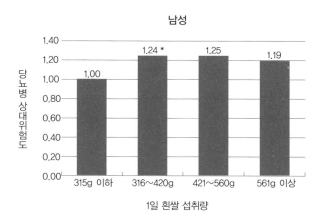

남성

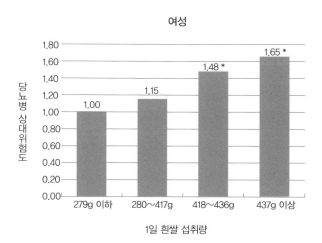

여성

주: 흰쌀 섭취량이 가장 적은 그룹에 비해 당뇨병 위험이 통계적으로 유의미하게 높은 그룹에는 상대위험도 옆에 별 표시(*)를 붙였다. 상대위험도가 1.24라는 것은 당뇨병에 걸릴 위험이 24% 높다는 의미다. 당뇨병 위험은 연령, 총 칼로리 섭취량, 운동량, 그 외 식사, BMI 등으로 보정한다.[11]

출전: Nanri et al.(2010)을 일부 개편

험이 상승하기 시작한다. 그런데 하루 중 점심 식사에 1공기+저녁 식사에서 1공기를 먹는 것이라면 실제로 '많이 먹는다'고 체감하기 힘들다.

◉ 흰쌀 섭취량은 적을수록 좋다

참고로 일본인을 대상으로 한 연구에서 흰쌀을 가장 소량 섭취한 그룹인데도 남성이 하루 2공기, 여성이 하루 1공기 정도였다(그림 3-5). 현재 이 정도 양인 사람이 한층 더 줄인다면 당뇨병 위험이 낮아질 것인가, 아니면 이것이 하한선이라 이하로 줄인다 해도 당뇨병 위험은 동일할 것인가. 이 질문에 답하기 위해 처음의 메타분석 논문을 살펴보자. 사실 서양인은 흰쌀 섭취량이 아시아인보다 훨씬 적기 때문에 섭취량이 미미하게 나온 데이터를 엿볼 수 있다.

다음의 도표를 살펴보면 아시아인이 서양인보다 흰쌀을 훨씬 많이 섭취한다. 흰쌀 섭취량이 1일 150g 이하는 서양인 데이터밖에 없는데 이 부분을 보면 150g 이하에서도 흰쌀 섭취량이 많은 사람일수록 당뇨병 위험이 높은 것을 볼 수 있다. 서양인 데이터상에서 흰쌀과 당뇨병의 관계를 살피면 통계적으로 유의미하지는 않으나 흰쌀 섭취량이 많을수록 당뇨병 위험이 높아지는 경향만큼은 충분히

그림 3-5 ● 흰쌀 섭취량과 당뇨병 발생률의 관계

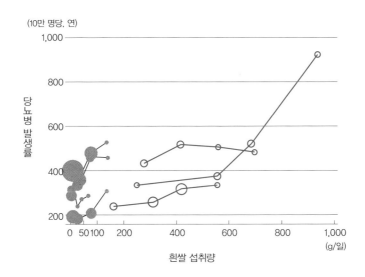

(10만 명당, 연)

당뇨병 발생률

흰쌀 섭취량

(g/일)

주: 붉은 동그라미는 아시아인의 데이터이고, 회색 동그라미는 서양인의 데이터이다.

출전: Hu et al.(2012)

감지할 수 있다.

개인적으로는 흰쌀 섭취량과 당뇨병은 비례의 상관관계가 있으므로 가급적 최소한으로 섭취량을 줄이는 것이 바람직하다고 생각한다. 특히 당뇨병 가족력이 있으면 당뇨병에 걸릴 확률이 한층 높아지므로 조금이라도 위험을 낮추는 의미에서 흰쌀을 포함한 흰 탄수화물은 가급적 최대한 절제한다. 정 흰쌀을 포기하기 어렵다면 매일 1시간 이

그림 3-6 ● 흰쌀과 암의 관계

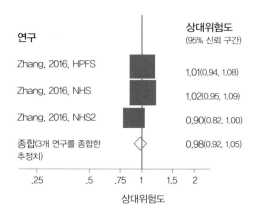

주: 이 도표는 흰쌀 섭취량이 100g/일 증가함에 따라 상대위험도가 얼마나 높아지는지 보여준다. 붉은 사각형은 연구 대상자가 많을수록 크게 그려져 있다. 맨 밑의 속이 빈 마름모꼴은 3개 연구를 종합한 결과이다. 사각형이나 마름모꼴이 (1이라고 쓰인)세로선보다 오른쪽에 있으면 흰쌀을 먹으면 암 위험이 높아지는 것을, 왼쪽에 있으면 암 위험이 낮아지는 것을 의미한다. 마름모꼴이 세로선에 걸쳐 있기 때문에 흰쌀과 암은 관계가 없는 것으로 해석할 수 있다.

출전: Aune et al.(2016)

상 격렬한 운동을 한다. 이로써 당뇨병 위험이 높아지는 것을 그나마 저지할 수 있을 것이다.

● 흰쌀과 암의 관계

2016년 영국의사회 잡지에 실린 메타분석 보고서[12]에도 흥미로운 내용이 있다. 주 연구는 잡곡류 섭취량과 심근경색, 암의 관계를 살펴보는 것인데 이 중 부가적으로 흰쌀 섭취량과 암의 관계를 검증한 연구가 있다. 그 내용을 정리한 것이 앞의 도표이다(그림 3-6). 쌀 섭취량과 암은 통계적으로 유의미한 관계가 나타나지 않았다. 즉 흰쌀을 많이 섭취하면 당뇨병의 위험은 높아지지만 암에는 영향을 미치지 않는 것으로 볼 수 있다.

● 쌀 섭취량을 줄이면 배가 고프다?

탄수화물 섭취량을 줄이기 위해 단순히 식사량을 줄이는 방법은 권하지 않는다. 수많은 다이어트법이 쏟아지지만 여전히 성공은 좁은 바늘구멍처럼 뚫기가 힘들다. 무조건 허기를 참는 방법은 고문에 가깝고, 이성으로 컨트롤하기가 매우 어렵기 때문이다. 따라서 그보다는 식사 종류를 '바꾸는' 방식이 합리적이다.

　내가 추천하는 방법은 흰쌀이 '주식'이라는 고정관념을 버리는 것이다. 흰쌀을 주식이라 생각하기 때문에 아무래도 일정량을 고집하게 된다. 그러나 따지고 보면 흰쌀이 반드시 주식일 필요는 없다.
　가장 쉽고 단순하게는 흰쌀 대신 현미로 바꾸는 방법이 있다. 앞에서도 언급했듯 흰쌀을 현미로 대체하는 것으로 당뇨병 위험이 낮아질 가능성이 시사[13]되었다. 미국에서는 흰쌀과 현미 중에서 선택할 수 있도록 한 레스토랑이 대단히 많으며, 건강에 대한 의식이 높은 사람은 현미를 선택하는 추세이다.

그 외 쌀 대신 큰 접시 가득 담긴 샐러드를 주식으로 하는 방법도 있다. 생선이나 고기(단백질)가 반찬이고, 샐러드가 주식이 되는 것이다. 이런 식사 스타일이라면 흰쌀 섭취량을 조절하기가 조금은 수월하지 않을까 생각한다.

글루텐프리는 건강에 좋을까?

서구에서는 글루텐프리, 즉 글루텐이 없는 탄수화물에 대한 관심이 높아지고 있다. 최근에는 테니스 선수 노바크 조코비치 같은 유명 운동선수가 실행한다고 해서 화제가 되기도 했다. 미국의 고급 슈퍼마켓에서는 빵이나 파스타 등 온갖 식재료를 글루텐프리 제품으로 출시해 판매한다. 레스토랑에서도 글루텐프리 메뉴를 다수 발견할 수 있다. 미국만큼은 아니지만 우리의 귀에도 심심치 않게 들려오고, 실제 상품도 눈에 띈다. 그렇다면 과연 식탁에서 글루텐을 줄이는 것이 건강에 좋을까?

셀리악병이 아니라면 글루텐프리는 굳이 필요 없다

결론부터 먼저 말하자면 글루텐프리로 건강해진다는 에비던스는 없다. 셀리악병이라는 희귀한 병을 앓는 상황이 아니라면 현재는 글루텐프리를 고집할 건강상 메리트가 없다고 판단하고 있다.

글루텐프리란 밀이나 보리에 있는 단백질의 일종인 글루텐을 제거한 식품을 말한다. 원래는 셀리악병이라는 질병이 있는 사람이 글루텐을 섭취하면 설사를 일으키기 때문에 이들이 먹을 수 있도록 개발한 것이다. 셀리악병은 서구에서는 인구의 0.5~1.0%에서 나타나는 질병으로[1] 결코 희귀한 정도는 아니다(셀리악병은 유전적 요인으로 작용하며, 한국인은 질병을 유발하는 HLA-DQ2 유전자를 거의 보유하지 않고 있다. 현재까지는 단 한 명만 셀리악병으로 진단되는 희귀한 케이스가 보고되었다고 한다-옮긴이). 셀리악병의 가장 가벼운 증상을 '글루텐 과민증', '글루텐 불내증'으로 부르는 경우도 있는데, 글루텐을 먹으면 복부팽만이나 설사 등의 증상이 나타나는 것이 특징이다.

원래 밀가루 대신 쌀가루나 전분을 이용한 글루텐프리 식품은 셀리악병 환자를 대상으로 생산했으나 미국에서 셀리악병이 아닌 정상인도 '건강에 좋을 것 같다'는 인식이 퍼져 즐겨 먹게 되었다. 나아가 비즈니스 차원에서 새로운 성장 분야로 급성장하며 주목받고 있다. 현재 미국에서 셀리악병 환자가 아님에도 글루텐프리를 실천하는 사람이 최근 4년 사이 3배 이상[2] 증가했고, 이미 2013년의 발표에서도 미국인의 30% 가까이가[3] 글루텐의 양을 줄이려 노력한다는 보고가 있었다.

이런 현상은 글루텐이 셀리악병 환자뿐 아니라 정상인까지 장 염증을 유발하는 것이 아닐까 하는 가설에서 기인한다. 쥐[4]에게 글루텐을 투여했더니 염증이 나타났다든지 식사에서 글루텐을 제한하면 당뇨병을 예방할 수 있다는 보고도 있으나, 특별히 글루텐이 사람의 건강에 악영향을 미친다는 명확한 근거는 없다.

다이어트 효과에 대한 근거도 빈약하다

2017년 영국의사회 잡지에 게재된 최신 연구에 의하면[5] 글루텐 섭취량과 심근경색 발생률 사이에는 관계가 없는 것으로 나타났다. 대부분의 갈색 탄수화물에는 글루텐이 있다. 따라서 글루텐을 피하려면 자연히 식이섬유가 풍부한 몸에 좋은 갈색 탄수화물의 섭취량이 줄어들고, 대신 몸에 좋지 않은 '흰 탄수화물'의 섭취량이 늘어나므로 셀리악병이 아닌 사람에게는 글루텐프리 식사를 추천할 이유가 없다. 또한 글루텐프리를 실천하면 다이어트 효과가 있을 것이라는 생각도 근거가 부족하다.

글루텐을 섭취하면 머리가 멍해지거나 혹은 복부팽만이 생긴다는 이유로 글루텐을 기피하는 사람이 있으며, 이런 목적이라면 글루텐을 줄이는 것이 일리 있다. 그러나 글루텐프리로 병을 예방한다든지 체중이 줄어드는 효과를 기대하기 힘들기 때문에 '왠지 몸에 좋을 것 같다'는 막연한 기대만으로 글루텐 섭취를 줄이는 것은 바람직하지 않다. 일반적으로 글루텐프리는 통상의 식재료보다 고가이면서도, 건강 차원에선 그만큼의 가치가 없기 때문이다.

염분 과다 섭취의 위험성

2013년 일식이 유네스코 세계무형문화유산으로 등재되면서 세계인의 주목을 받았다. 그렇기 때문에 일식이 건강식이라는 인식이 널리 퍼져 있으나 사실 몸에 좋다는 에비던스는 빈약하다. 생선과 채소를 많이 섭취할 수 있다는 점은 훌륭하지만 일식에는 2가지 문제점이 있다. (1) 탄수화물이 많다는 점, (2) 염분 섭취량이 과다하다는 점이다.

일본인은 총열량의 58%를 탄수화물로 섭취하는데,[1] 이 비율은 미국인의 50%, 프랑스인의 45%와 비교했을 때 매우 높은 수준이다. 물론 '갈색 탄수화물'이라면 건강에 나쁘지 않으나, 탄수화물 중 현미나 메밀의 섭취 비율이 그리 높지 않다. 탄수화물 문제는 이미 3장에서 상세히 설명했으므로 여기서는 염분 문제를 집중적으로 다루도록 한다.

눈에 띄게 많은 염분 섭취량

일본인의 염분 섭취량이 햄버거나 피자 등 '건강하지 않은 식사의 대표 격'이라 할 만한 식생활을 하는 미국인의 염분 섭취량보다 많다는 것은 놀라운 일이다. 2013년에 세계 187개국 국민의 염분 섭취량을 비교한 연구[2]에 의하면 일본인은 1일 염분 섭취량이 12.4g(남성은 1일 13.0g, 여성은 11.9g)이며, 세계 평균인 10.1g이나 미국의 9.1g보다 20% 이상 높았다[3](참고로 이 연구에서 우리나라는 일본보다 염분 섭취량이 더 많다. 13.2g으로 조사되어 세계 1위를 기록했다-옮긴이).

염분 섭취가 많으면 무엇이 문제일까. 염분이 건강에 미치는 영향으로 가장 주의해야 할 것은 혈압과 관련성이다. 불필요한 염분은 신장에서 소변으로 배출되는데 염분 섭취가 과도하면 신장에서 완전히 처리하지 못하고, 염분이 체내에 축적된다. 그러면 혈액의 삼투압이 높아지는데, 인간의 뇌는 이를 묽게 하려고 '목이 마르므로 물을 마셔라'라는 지령을 내린다. 이것은 생리적인 반응이기 때문에 강한 의지를 가지고 물을 마시지 않기는 힘들다. 참고로 바다에서 조난을 당한 경우에 죽음을 앞당기므로 절대 해수를 마셔서는 안 된다는 상식도 같은 이유다(체내 염분 농도가 0.9%인데 해수 염분 농도는 약 3%로 높다).

이 같은 생리적 반응으로 사람은 물을 마시게 되고, 몸 안에서 도는 혈액의 양이 많아진다. 호스로 물을 뿌릴 때 수도꼭지를 틀어 나오는 물의 양을 늘리면 호스가 부풀고, 호스에 가해지는 압력이 높아지는 것과 같은 원리로 체내 혈액의 양이 증가하면 혈관에 가해지

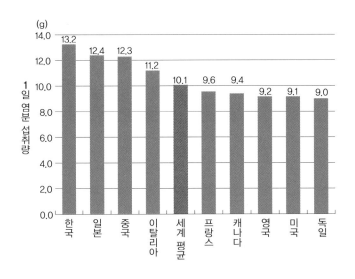

출전: Powles et al.(2013)을 기초로 저자 작성, 2010년 데이터

는 압력, 즉 혈압이 높아진다.

염분 과다 섭취로 발생하는 질병

고혈압은 혈관에 항상 압력이 가해지는 상태이기 때문에 방치하면 혈관이 조금씩 손상되어 그 결과 동맥경화가 나타난다든지, 자칫 혈관이 막히면서 뇌졸중이나 심근경색을 일으킬 수 있다. 최신 연구[4]에 의하면 일본인의 사망이나 마비 등 장애를 일으키는 원인

1위가 식습관이고, 2위가 고혈압이었다. 염분 문제가 얼마나 중요한지 짐작할 수 있을 것이다.

염분이 건강에 미치는 악영향을 줄이기 위해서는 크게 2가지 방법이 있다. (1) 염분 섭취량을 줄인다. (2) 칼륨이 많은 식품을 섭취한다.

염분과 칼륨은 서로 반대로 작용한다. 염분이 혈압을 올리는 반면, 칼륨은 염분의 체외 배출을 도와 혈압을 낮추는 효과가 있다. 따라서 칼륨이 많은 채소나 과일이 혈압을 낮춰준다.

한 연구에 의하면 칼륨 섭취량이 가장 많은 그룹은 가장 적은 그룹보다 사망 위험이 20%나 낮았다.[5] 염분과 칼륨의 비율로 살펴보면 칼륨보다 염분 섭취량이 많은 그룹에서 심근경색으로 사망할 위험이 2배나 높았다.

다만 신장이 좋지 않은 사람이라면 칼륨을 많이 섭취하는 것이 위험하므로 주의해야 한다. 혈액 속에 칼륨이 많아서 심장 부동맥을 일으킬 위험이 있기 때문이다. 혈압이 높은 사람 중에는 신장이 좋지 않은 사람도 많으므로 건강검진에서 신장 문제를 지적받았다면 칼륨 식단의 양을 늘리기 전에 주치의와 반드시 상담한다(신장병 환자를 위한 최적의 식사는 뒤에 상세하게 설명한다).

심근경색이나 뇌졸중도 위험

염분 섭취량이 많으면 고혈압만이 아니라, 심근경색이나 뇌졸중 위험도 상승한다는 사실이 복수의 연구[6]를 통해 밝혀졌다. 또한 염분 섭취량을 줄이고 칼륨 섭취량을 늘림으로써 심근경색과 뇌졸중의 위험이 25% 낮아진다[7]는 보고도 나왔다. 그리고 19개 관찰 연구를 종합한 메타분석[8] 결과에서도 염분 섭취량이 많은 사람은 뇌졸중 위험이 23% 높았다.

사실 염분 섭취가 고혈압뿐 아니라 위암의 원인이 될 가능성도 논의되고 있다.[9] 서구인에게 대장암이 많고 동양인에게 위암이 많은 것은 염분이 많은 식사가 하나의 원인이라는 가설이 있다.

또 염분 섭취량이 많으면 골다공증에 걸릴 수 있다는 연구 결과[10]도 있다. 염분이 소변으로 배설되면서 뼈를 튼튼하게 하는 칼슘이 함께 버려지기 때문이라는 분석이다.

어쨌든 염분은 우리의 건강에 대단히 중요한 의미가 있다. 매일의 식사를 통해 염분을 적게 섭취하고 과일과 채소로 불필요한 염분을 몸 밖으로 원활하게 내보내는 것이 중요하다.

국을 싱겁게 먹어도 안심할 수 없다

여기서 종종 발생하는 오해가 있다. 나는 환자들에게 된장국 등 염분이 많은 국이나 찌개를 매일 먹는 습관을 고치거나, 소금 사용을 억제함으로써 염분 섭취량을 줄일 수 있다고 설명한다. 그러면 이 말을 듣고 국에 물을 많이 넣어 싱겁게 간을 한 뒤 안심하고 국물을 전부 마시는 분이 있다. 그런데 이것은 전혀 의미가 없다. 물로 절반 농도로 만든 국을 2배 양으로 마시면 결국 몸에 들어가는 염분의 양은 똑같다. 중요한 것은 '짠맛이 강한가'가 아니라 '염분이 내 몸에 얼마나 들어갔는가'이다. 라면이나 우동 등 면류 국물도 마찬가지다.

같은 연장선에서 국물을 싱겁게 하는 대신 농도를 동일하게 하고 먹는 양을 절반으로 줄이는 방법도 있다. 동일한 양에 농도만 절반으로 낮추는 것이나, 동일한 농도에서 절반의 양만 먹는 것이나 몸에 들어가는 염분의 양은 같기 때문이다.

우선 국과 절인 반찬을 멀리한다

그보다 나는 오래전부터 채소나 해초 등 국의 내용물을 많이 하고 국물 양을 상대적으로 적게 하는 방법을 많이 지도해왔다. 이로써 효과적으로 염분 양을 줄일 수 있다.

다만 섭취량이 과도한 환자에게는 우선 국과 절인 반찬(장아찌 등)을 아예 끊도록 권한다. 이것들을 습관적으로 먹는 경향이 있는데, 식탁에 올리지 않는 것에 익숙해지면 문제가 없다. 국이나 절인 반찬에 있는 영양소의 대부분은 생채소나 과일로 섭취할 수 있다.

쇠고기, 돼지고기, 소시지와 햄은 건강에 해롭다

• • •

2015년 10월 세계보건기구(WHO) 산하의 전문 조직인 국제암연구소(IARC)가 "가공육은 발암성 물질이며, 붉은 고기는 발암성 추정 물질"이라는 내용을 발표했다.[1] IARC는 세계 연구 결과를 기초로 햄, 소시지, 베이컨 등의 가공육을 그룹1(인체에 대한 충분한 발암성 근거가 있다), 붉은 고기를 그룹2A(인체에 발암이 예측/추정된다)로 분류했다.

참고로 '붉은 고기'와 일반적으로 지방이 적다는 의미로 사용되는 '붉은 살코기'는 의미가 다르다. 붉은 고기란 쇠고기, 돼지고기같이 눈으로 보기에 붉어 보이는 고기도 있고, 이른바 '상강육'이라는 지방이 촘촘히 박힌 고기도 포함된다. 한편 닭고기는 '흰 고기'로 표현되며 붉은 고기에는 포함되지 않는다.

표 3-2 ● 붉은 고기와 흰 고기

붉은 고기(건강에 나쁘다)	흰 고기(건강에 나쁘지 않다)
쇠고기(부위는 관계없다. 지방이 많은 상강육, 송아지 고기도 포함), 돼지고기, 양고기, 말고기	닭고기

출전: WHO(http://www.who.int/features/qa/cancer-red-meat/en/)를 기초로 저자 작성

표 3-3 ● 국제암연구소(IARC)의 발암물질 분류

그룹1	발암성이 있다	119개 물질
그룹2A	인체 발암성 예측/추정할 수 있다	81개 물질
그룹2B	인체 발암성 가능하다	292개 물질
그룹3	발암성 유무를 평가할 수 없다*	505개 물질
그룹4	발암성이 없는 것으로 추정한다	1개 물질

* 발암성을 평가하기에 충분한 에비던스가 없다.

출전: IARC Monographs, Volumes 1-117(http://monographs.iarc.fr/ENG/Classification/)

그룹1은 발암의 에비던스가 가장 강력한 그룹이며, 이 그룹으로 분류되는 것으로는 그 외 담배와 석면 등이 있다. 그룹2A는 무기납 화합물 등이 분류되어 있다. 가공육의 경우 1일 섭취량이 50g(핫도그 1개, 베이컨 슬라이스 2장) 증가함에 따라 대장암 위험이 18%씩 높아지는 것으로 보고되었다. 붉은 고기의 경우 1일 100g 섭취할 때마다 대장암 위험이 17% 증가했다.

● 동양인은 안심해도 된다?

이 보고서는 널리 보도되어 주목을 받았다. 세계 정육업계에서는 반대 성명을 발표했다. "육가공에 대한 신뢰를 흔들 수 있다"고 목소리를 높였다. 물론 관련 업계에서는 매출에 크게 영향을 미칠 수 있으므로 반대하지 않을 수 없을 것이다. 붉은 고기나 가공육이 건강에 나쁘지 않다는 인상을 주기 위해 온갖 방법으로 마케팅을 했다.

서양과 달리 붉은 고기나 가공육의 섭취량이 적기 때문에 이 결과가 동일하게 적용되지 않는다는 주장도 종종 나왔다. 사실 일본은 2013년 국민건강영양조사에서 1일 63g(붉은 고기 50g, 가공육 13g)을 섭취하는 것으로 나타나 세계에서도 비교적 낮은 축에 속한다(참고로 OECD가 발표한 2014년 우리나라의 연간 1인당 육류 소비량은 51.3kg이다. 돼지고기 24.3kg, 닭고기 15.4kg, 쇠고기 11.6kg 순이다.

그림 3-7 ● 대장암 발생 부위

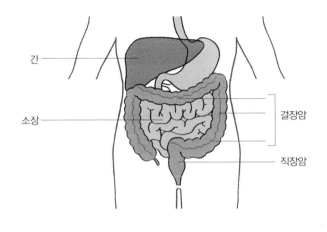

간
소장
결장암
직장암

이는 중국 47.0kg, 일본 35.5kg보다 높은 수치이다-옮긴이). 하지만 이 것이 정말 문제가 없는 수준인지 조금 더 살펴볼 일이다.

우선은 이들 보고서에서도 화제가 된 대장암을 간단하게 알아보 자. 대장암은 발생 부위에 따라 ① 직장암 ② 결장암 2가지로 나뉜 다. 항문에서 가까운 직장에 암이 생기면 직장암이라 하고, 항문에 서 먼 결장에 암이 생기면 결장암이라 한다.

오늘날 식사 패턴이 서구화되면서 그 영향으로 대장암이 급격하 게 느는 추세이다. 암에 걸리는 사람의 수로 보면 대장암은 남성에

그림 3-8 ● 부위별 암 이환자 추이

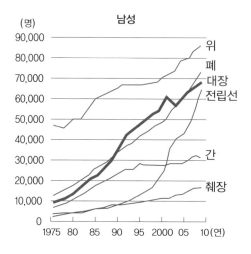

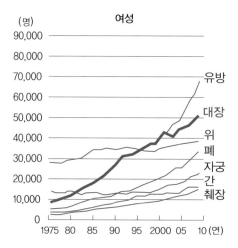

출전: 독립행정법인 국립암연구센터 암대책정보센터

서 위암, 폐암에 이어 3위이고, 여성의 경우는 유방암에 이어 2위이다. 사망률을 보면 남성은 폐암, 위암에 이어 3위, 여성은 무려 1위다(2위는 폐암, 3위는 위암). 식사가 중대한 영향을 미치는 질병이라는 점에서 점점 더 주의해야 할 암이라고 해도 과언이 아닐 것이다(2017년 기준 우리나라의 암 사망률은 폐암, 간암, 대장암, 위암, 췌장암 순으로 높게 조사되었다-옮긴이).

◉ 대장 건강에 빨간불이 켜졌다

국립암센터에서 이와 관련해 실시한 연구가 있다.[2] 이와테현에서 오키나와까지 넓은 지역에서 45~74세 약 8만 명을 8~11년간 추적한 결과 붉은 고기와 가공육 섭취량이 많을수록 대장암 위험이 높아지는 경향이 나타났다.

대장암을 결장암과 직장암으로 나누어 살펴보면 결장암은 붉은 고기나 가공육의 영향으로 볼 수 있다. 붉은 고기의 섭취량에 따라 5개 그룹으로 나누면 여성은 섭취량이 가장 많은 그룹이 가장 적은 그룹보다 결장암 위험도가 48% 높았다.[3]

남성은 통계적으로 유의미하지는 않았으나 역시 붉은 고기 섭취량이 많을수록 결장암 위험도가 높아지는 경향[4]을 엿볼 수 있다.

그림 3-9 ● 붉은 고기 및 가공육 섭취량과 대장암의 관계

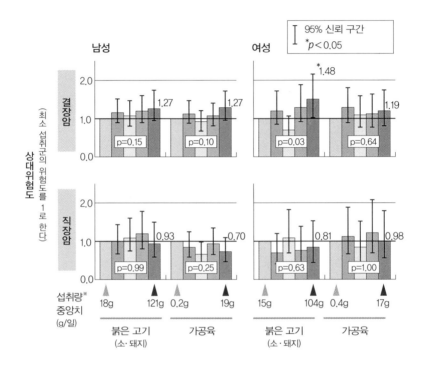

※일부 대상자에게 실시한 한층 직접적인 식사 기록 조사를 바탕으로 산출한 성적과 이에 대비한 성적에 기초해서, 실제 섭취량에 근사한 수치를 구해 섭취량으로 편의적으로 표시함.

주: 도표에서 p의 수치가 0.05 미만이라는 것은 섭취량이 많을수록 암 위험도가 높은 '경향이 있음'을 의미한다. 도표에서 *는 최소 섭취군보다 통계적으로 유의미하게 위험도가 높은 것이다. 이 연구에서 활용한 음식 섭취 빈도 앙케트 조사는 실제 섭취량을 정확하게 추정하기가 어려우므로 섭취량은 어디까지나 참고치로 이해할 것.

출전: Takachi et al.(2011)을 일부 개편

● 소시지와 햄도 사망률을 높인다

가공육의 경우 5개 그룹으로 나눈 분석에서는 통계적으로 의미 있는 결과가 나오지 않았다. 그러나 보다 세밀하게 10개 그룹으로 나누어 분석한 결과 남성의 경우는 가장 섭취량이 많은 그룹에서 결장암 위험이 37%[5] 높아지는 통계적으로 의미 있는 결과가 나왔다. 여성은 통계적으로 주목할 만한 결과는 얻지 못했으나 역시 결장암 위험이 높은 경향[6]을 엿볼 수 있었다.

● 뇌졸중과 심근경색 위험도 상승

붉은 고기, 가공육과 그 외 다른 질병은 어떨까. 이와 관련해 세계에서 수많은 연구가 실시되고 있다. 9개 논문을 종합한 메타분석[7]에 의하면 가공육의 섭취량이 많을수록 총사망률, 뇌졸중이나 심근경색 등 동맥경화로 인한 사망률, 암으로 인한 사망률이 모두 상승하는 것으로 나타났다.[8]

그렇다면 뇌졸중은 어떨까. 5개 논문을 정리한 메타분석[9]에 의하면 가공육의 섭취량이 1일 50g 늘어나면 뇌졸중 위험도가 13% 증가[10]하고, 붉은 고기의 섭취량이 1일 100~120g 증가하면 뇌졸중 위험도가 11% 상승[11]하는 것으로 밝혀졌다.

정리하면 우리도 쇠고기나 돼지고기 등 붉은 고기나 햄과 소시지 등의 가공육은 대장암 위험을 높일 뿐 아니라 뇌졸중과 사망률 상승을 촉진하는 몸에 나쁜 식품이라 할 수 있다. 현시점에서 이 2가지를 비교하자면 가공육 쪽이 해롭다 할 수 있을 것이다. 평소 가능하면 붉은 고기와 가공육을 줄이는 대신 생선(건강에 좋은 장점이 있음)이나 닭고기[12]를 섭취할 것을 추천한다.

달걀은 '1주에 6개까지만'

'달걀은 하루 1개'로 제한해야 한다는 세간의 건강 상식이 올바르지 않다는 내용이 매스컴을 통해 간간이 퍼지고 있다. 예를 들면 잘 알려진 한 의학 건강 잡지에서 '달걀 1일 1개는 거짓? 콜레스테롤의 진실, 콜레스테롤의 섭취 목표량이 철폐된 이유'라는 자극적인 제목의 기사[1]를 볼 수 있었다. 자칫 오해를 낳을 소지가 매우 다분한 제목이므로 이번 기회에 달걀과 건강의 관계를 분명하게 알아보도록 하자.

기사의 단초가 된 것은 후생노동성이 5년마다 발표하는 '일본인의 식사 섭취 기준' 2015년판에서 콜레스테롤 섭취 기준(목표량)이 사라진 것이다. 혈액 내 나쁜 콜레스테롤(LDL 콜레스테롤)이 높으면 심근경색이나 뇌졸중을 일으킬 위험이 높아지는 것은 이미 잘 알려진 바이다. 그런데 전에는 음식을 통해 콜레스테롤을 많이 섭취하면 혈액 내 콜레스테롤도 높아진다고 생각했기 때문에 콜레스테롤이 많은 달걀을 많이 먹지 않아야 한다고 말했다. 그러나 이후 연구[2]에서 식사를 통한 콜레스테롤 양과 혈액 내 나쁜 콜레스테롤의 수치는 상관관계가 매우 약한 정도라는 사실이 밝혀졌다. 이런 이유로 식사를 통한 콜레스테롤 양의 제한 수치가 제외되었다.

달걀을 1일 1개 이상 먹었을 때 위험도는

그러나 이것이 달걀을 많이 먹어도 괜찮다는 의미가 아니라는 점에 주의해야 한다. '식사를 통한 콜레스테롤 양과 혈중 콜레스테롤 수치 사이에 상관관계가 없다'는 것과 '콜레스테롤이 많은 식사를 해도 건강에 악영향이 없다'는 것은 전혀 별개의 문제이기 때문이다. 실제로 2013년에 발표된 16개 연구를 정리한 메타분석[3]에 의하면 달걀과 건강의 관계에서 다음과 같은 내용이 밝혀졌다.

- 달걀을 1일 1개 이상 먹는 그룹은 거의 달걀을 먹지 않는(1주에 1개 미만) 그룹보다 2형 당뇨병이 발생할 위험이 42% 높다.[4]
- 달걀 섭취량과 심근경색, 뇌졸중 및 이로 인한 사망과는 유의미한 관계가 없다.
- 그러나 당뇨병 환자에 한정해 해석하면 달걀을 1일 1개 이상 먹는 그룹은 거의 먹지 않는 그룹보다 심근경색이나 뇌졸중 때문에 사망할 위험이 69% 높다.[5]

2008년에 발표한 별도 연구[6]에서도 달걀을 1주 1개 미만으로 먹은 사람보다 달걀을 1일 1개 먹는 사람은 28%,[7] 1일 2개 이상 먹는 사람은 64%[8]나 심부전 위험이 높다는 것이 밝혀졌다. 이 연구에서는 달걀 섭취량이 1주에 6개까지인 경우엔 심부전 위험이 상승하지 않았다.

콜레스테롤 수치보다 질병을 예방하는 것이 중요

앞서도 반복했듯 건강한 식사를 하는 목적은 혈액검사의 데이터를 좋게 하기 위함이 아니라 질병을 예방하는 것이다. 혈액검사 데이터를 좋게 해준다는 건강 정보를 신문이나 TV에서 제멋대로 소개하는데 이런 부류에 현혹돼서는 안 된다. 개중에는 혈액검사 데이터는 좋아 보이지만 역으로 질병 위험을 올리는 정보도 있다. 이래서는 본말이 전도되고 만다.

물론 달걀을 먹어도 혈액 내 나쁜 콜레스테롤 수치가 올라가지 않을 수 있다. 그러나 달걀 섭취량이 많은 사람일수록 당뇨병이나 심부전 위험이 높고, 특히 당뇨병 환자는 심근경색이나 뇌경색 등 질병 위험이 높다는 보고가 나온 이상, 달걀은 개수를 어느 정도 제한하는 것이 바람직하다. 또한 먹는다면 1주에 6개까지가 건강에 최선이라 생각한다.

참고로 달걀 껍데기 색과 영양은 아무런 관계가 없다. 닭의 종류가 다른 것일 뿐, 흰색이든 노란색이든 영양가 면에서 동일하다. 노른자 색도 닭의 사료에 따라 나타나는 것이므로 영양과는 무관하다. 일례로 파프리카 등을 닭에게 먹이면 노른자가 짙은 오렌지색이 된다고 한다. TV에서 종종 노른자가 샛노란 것을 보고 '신선하다는 증거네요!'라는 식으로 코멘트를 하는 모습을 보게 되는데, 이는 사실과 거리가 있다.

'칼로리 제로'는 건강에 미치는
악영향도 '제로'?

설탕은 흰 탄수화물과 마찬가지로 건강에 좋지 않은 만큼 삼가야 한다는 것에는 이론의 여지가 없다. 한편 서구에서는 많은 사람이 당분을 콜라나 스프라이트 같은 가당 음료로 섭취하는 습관이 문제가 되고 있다(참고로 오렌지 주스나 사과 주스 등 일견 건강에 좋아 보이는 과일 주스도 가당 음료와 마찬가지로 해롭다는 사실이 밝혀졌으므로 주의해야 한다고 앞서 설명한 바이다). 이와 더불어서 다이어트나 건강에 대한 관심이 폭발적으로 높아지면서 가당 음료를 다이어트 콜라나 다이어트 스프라이트 등 이른바 '다이어트 음료'로 바꾸는 움직임도 있다. 그렇다면 다이어트 음료는 정말 건강에 문제가 없을까?

일반적으로 다이어트 음료란 단맛이 있어도 칼로리가 매우 낮은 청량음료를 가리킨다. 설탕 대신 아스파탐이나 수크랄로스 등 칼로리가 없는 인공감미료를 사용한다. 아스파탐은 설탕의 180배, 수크랄로스는 설탕의 600배나 단맛이 강한 감미료다. 편의점에서는 온갖 음료의 '다이어트판'을 발견할 수 있다.

유해하다는 연구 결과도 있다

다이어트 음료에 이용되는 인공감미료의 유해성은 과학적으로 아직 결론이 나오지 않았다. 건강에 좋지 않다는 연구가 있지만, 한편 악영향은 없다는 연구 결과도 있다(물론 인공감미료가 건강에 좋다는 연구 결과는 없다).

2014년에 실시한 메타분석[1]에 의하면 관찰 연구에서는 인공감미료의 섭취량과 체중, BMI의 연관성을 인정하지 않았으나, 랜덤화 비교 시험 결과에서는 당분을 인공감미료로 바꾸었더니 체중 감량이 이루어졌다. 1장에서도 설명했듯 랜덤화 비교 시험이 질이 높은 연구이므로 당분을 인공감미료로 바꾸는 식생활이 적어도 감량 문제에서는 유효하다고 볼 수 있을 것이다.

한편 2017년에 실시한 최신 연구[2]에서는 다이어트 음료가 뇌졸중이나 알츠하이머병의 위험을 높이는 것으로 시사했다. 다이어트 음료를 마시지 않는 사람보다 다이어트 음료를 1일 1회 마시는 사람이 뇌졸중이나 알츠하이머병 모두 약 3배나 높았다.

그러나 이 연구 결과는 사실 인과관계가 부족하다는 반론[3]도 있다. 예를 들어 비만이거나 심장 질환이 있어서 의사에게 당분이 들어간 단 음료를 자제하도록 지도받은 이들이 다이어트 음료로 바꾸는 사례가 종종 있다. 그러면 다이어트 음료를 마시는 사람이 병에 잘 걸리는 듯 보이지만, 실은 질병 위험이 있는 사람이 다이어트 음료를 더 마시는(다이어트 음료로 바꾸었을) 가능성도 부정할 수 없다. 즉 다이어트 음료를 마시기 때문에 병에 걸린 것이 아니라 병이 있기 때문에 단 음료에서 다이어트 음료로 바꾼 사람의 수치가 반영된 결과일 수도 있다.

나아가 다이어트 음료를 마시는 사람은 그 외 생활 습관 면에서도 다이어트 음료를 일절 마시지 않는 사람과 차이가 있으리라는 사실도 일정 부분 가늠할 수 있다. 각자 주변 사람을 보아도 대개 다이어트 음료를 마시는 사람과 마시지 않는 사람(대신 차나 물을 마시는 사람을 포함)은 여러 면에서 다를 것이다. 예를 들면 다이어트 음료를 즐기는 사람은 기름진 음식이나 흰 탄수화물을 즐기는 경향이 있다. 물론 칼로리 섭취량 등 데이터가 있는 범위에서는 보정한 뒤 해석하지만, 모든 차이가 완벽하게 보정 가능한 것이 아니므로 다이어트 음료를 마시는 사람의 '기타 생활 습관'이 질병의 진짜 원인일 가능성도 있다.

칼로리 제로, 가급적 자제하길 권한다

인공감미료는 매우 달지만 그런데도 혈당 수치는 올라가지 않는다. 아주 단것을 먹었으니 혈당치가 상승해야 하는데 올라가지 않으므로 뇌가 혼돈을 일으킨다는 설도 있다. 따라서 이후 실제로 혈당치가 올라가는 식품에 대한 욕구가 커진다거나, 좀처럼 포만감을 느끼지 못한다는 가설도 대두되고 있다. 이 경우 인공감미료 자체는 몸에 해가 없지만, 그로써 야기되는 뇌의 혼란과 식습관이 장기적으로 건강에 악영향을 미칠 수 있다. 나아가 인공감미료로 장내 세균이 나쁘게 변화한다는 설도 있다.[4]

그러나 총체적으로 다이어트 음료나 인공감미료가 건강에 미치는 영향은 아직 상세히 밝혀지지 않은 것이 현 상황이며, 이후 더 진전된 연구가 필요하다. 물론 보통의 탄산음료와 다이어트 탄산음료라면 후자가 건강에 미치는 해가 적다고 판단되지만, 인공감미료도 문제가 있을 가능성이 여전히 존재하므로 가능하다면 피하는 것이 좋을 것이다. 꼭 먹고 싶은 사람은 '칼로리 제로이니 괜찮다'는 식으로 과신하지 말고, 몸에 좋지 않을 수 있으므로 가급적 줄이는 노력을 하면서 최소한으로 절제하는 것이 좋겠다.

특별편

환자, 어린이, 임산부를 위한
맞춤형
'최고의 식사'

환경에 따라 달라지는 건강 식단

...

지금까지는 건강한 사람을 위한 몸에 좋은 식사에 대해 알아보았다. 그런데 모든 사람이 동일한 식사를 한다고 해서 똑같이 건강이 유지되는 것은 아니다.

어쩌면 독자 중에는 책에서 설명하는 내용과 자신의 주치의가 권하는 식사가 달라 당황한 분도 있을 것이다. 또한 환자, 어린이, 임산부 등에게 맞는 최적의 식사는 앞서 소개한 건강한 성인을 위한 식사와 얼마간 차이가 있을 뿐 아니라 주의해야 할 사항도 발생한다. 이런 여러 조건의 사람들에게 맞는 건강한 식사에 관련해서는 유감스럽게도 에비던스가 매우 빈약하지만 현재까지 밝혀진 범위 내에서 살펴보도록 한다.

● 당뇨병 환자에게 맞는 '최고의 식사'

당뇨병 환자에게 가장 중요한 것은 혈당 조절이다. 그리고 혈당 수치를 올리는 최대 적은 흰 탄수화물과 당분이다. 사실 스테이크 등 고기를 먹어도 혈당치는 거의 올라가지 않는다. 그러나 흰 탄수화물이나 당분을 섭취하면 혈당치가 급격히 상승하고 당뇨병이 악화된다. 따라서 당뇨병 환자가 흰 탄수화물과 당분을 삼가는 것은 매우 현명하다. 실제로 10개 랜덤화 비교 시험을 정리한 메타분석[1]에 의하면 당뇨병 환자가 탄수화물의 섭취량을 줄일수록 혈당 수치가 양호해지는 것으로 밝혀졌다.

그러나 여기서 문제는 흰 탄수화물과 당분 대신 무엇을 먹을까 하는 점이다. 흰쌀의 양을 줄이면 혈당은 좋아질지 모르나 허기로 결국 요요가 올 가능성이 있으므로 대신 뭔가 먹어야 한다. 거듭 언급하지만 이때 탄수화물, 당분만 제한하면 스테이크든 뭐든 상관없다고 지도하는 사람이 있는데, 이는 명백한 오류다.
붉은 고기나 지방을 많이 섭취하면 혈당치는 내려갈지 모르지만(앞서 이미 설명했듯) 심근경색이나 대장암 등의 위험도가 높아진다. 당뇨병 환자의 치료 목적은 혈당치라는 데이터를 개선하는 것만이 아니라 당뇨병으로 발생하는 뇌경색이나 신장병 등을 막는 데도 있다. 단순히 '숫자 맞추기'로 혈당 데이터를 양호하게 유지하는 것은 의미가 없다.

당뇨병 환자가 흰 탄수화물과 당분 대신 먹어야 할 '최고의 식사'
는 무엇일까. 신장이 나쁘지 않다면 당뇨병 환자가 흰 탄수화물 외
에 특별히 제한할 식품은 없다. 따라서 건강한 사람의 식단과 마찬
가지로 흰 탄수화물 대신 ① 채소와 과일 ② 생선 ③ 갈색 탄수화물
(잡곡류) ④ 올리브유 ⑤ 견과류의 섭취량을 늘리는 것이 좋다. 이 중
현실적으로 흰 탄수화물을 대체하기에 가장 좋은 것이 '갈색 탄수화
물'일 것이다.

갈색 탄수화물은 식이섬유가 많기 때문에 탄수화물이지만 혈당을
높이지 않고, 뇌졸중과 암을 예방하는 효과가 있다. 흰쌀 대신 현미
를, 우동이나 라면 대신 메밀(여기서는 메밀가루 비율이 높은 것이 중
요)을 먹는다. 이것만으로도 혈당치 조절이 수월할 뿐 아니라 장기
적으로 뇌졸중이나 암 위험을 낮추는 것도 기대할 수 있다.

또는 흰 탄수화물을 많은 양의 채소로 대체하는 방법도 좋다. 주
식으로 밥 1공기를 먹는 대신 많은 양의 샐러드 1접시를 먹으면 나
름대로 포만감도 있다.

당뇨병이 악화되면 신장이 나빠지는 것에 주의해야 한다. 신장 기
능이 저하되면 칼륨과 단백질을 제한하기 때문에 '당뇨병 식사'에
서 '신장병 식사'(상세한 것은 뒤에 설명한다)로 전환해야 한다. 당뇨

병이지만 신장은 나쁘지 않은 상태일 때는 채소나 과일을 적극적으로 섭취하도록 권하지만, 신장이 나빠지면(신장병은 자각증상이 적고, 환자 본인이 느끼지 못하는 경우가 많기 때문에 정기적으로 의사에게 확인, 상담해야 한다) 혈중 칼륨이 높아지지 않도록 해야 한다. 이에 따라 채소나 과일 섭취를 급격히 줄이는 식으로 식사 패턴을 바꿔야 하므로 주의한다.

◉ 고혈압인 사람에겐 염분이 관건

혈압이 높은 사람에게 염분은 큰 적이다. '최고의 식사'를 실천하면서 더불어 염분 섭취량은 가급적 억제해야 한다. 처음엔 염분이 적은 식사가 힘들 수 있지만 익숙해지면 점차 나름의 맛을 느낄 수 있다. 가정에서는 염분을 줄이는 대신 진한 육수를 사용한다든지, 레몬이나 깻잎 등 향이 강한 재료를 곁들임으로써 싱거운 맛도 즐길 수 있는 방법을 찾는다. 후추나 고추 등 매운맛이 강한 식재료도 소금을 대신한다. 염분 이외의 방법으로 혀에 자극을 주는 것이 수월한 실천 비법이다.

한편 외식이 잦은 사람이라면 염분을 조절하기가 쉽지 않다. 식당에서 먹는 음식은 일반적으로 짜다. 그렇기 때문에 집에서 싱거운

맛에 익숙해졌다 해도 외식하는 순간 짠맛에 다시 빠지고 만다. 이렇게 되면 집에서 내는 간이 싱겁게 느껴진다. 외식을 피할 수 없다면 가급적 짜지 않은 메뉴를 선택하는 것이 중요하다.

고혈압도 장기적으로는 신장병을 유발한다. 신장이 나빠진 것으로 나타나면 이후로는 염분을 줄이고 칼륨을 많이 섭취하는 '고혈압 식사'에서, 염분만이 아니라 칼륨(채소나 과일)을 함께 제한하는 '신장병 식사'로 바꿔야 한다.

● 신장병 환자에게 칼륨, 단백질, 염분은 최대 적

건강한 사람에게 좋은 식사와, 만성 신장병 환자를 위한 식사는 당연히 다르다. 신장은 우리 몸 양쪽 옆구리 뒤쪽에 자리한 장기로, 소변을 만든다. 신장이 혈액을 여과하면서, 몸속에서 만들어져 혈액에 쌓인 노폐물이나 불필요한 물질을 소변을 통해 외부로 배출한다. 당뇨병이나 고혈압으로 신장 기능이 저하되면 몸 안의 노폐물이 축적되어 여러 문제를 일으킨다. 만성 신장병이란 이와 같은 신장의 장기 기능이 떨어진 상태를 말한다.

그리고 신장 기능이 심하게 저하되면 인공투석기라는 기계를 사용해 혈액을 밖으로 꺼내 깨끗하게 한 뒤 다시 몸 안으로 돌려보내야 한다. 인공투석은 통상 주 3회, 1회당 4~5시간에 걸쳐 혈액을 깨끗하게 만드는 힘든 치료이다.

또는 다른 사람의 신장을 받아 소변을 통해 혈액을 깨끗하게 만드는 기능을 되찾는 신장이식이라는 방법도 있다. 신장병의 문제는 소변으로 배출해야 할 것이 몸 안에 남는 것이다. 그러므로 건강할 때와 동일한 식사를 하면 원래는 몸 안에 축적되지 않아야 할 것이 쌓여 문제가 발생한다.

신장병이 진행돼 기능이 저하된 사람에게 특히 위험한 것이 칼륨이라는 미네랄이다. 채소나 과일에 많으며, 건강한 사람이 칼륨을 섭취하면 몸 밖으로 염분을 배출하도록 촉진하고 혈압을 낮추는 등의 효과가 있다. 또한 칼륨을 과도하게 섭취했을 때는 소변으로 배출된다. 그러나 신장 기능이 저하되면(신장 기능이 정상의 20% 이하가 된 사람) 이 작용이 원활하지 않아 혈액 내 칼륨 농도가 과도하게 높아진다.

심장은 리드미컬하게 혈액을 몸 구석구석까지 내보내는 역할을 하는 중요한 장기인데, 혈액 내 칼륨 농도가 높으면 심장 리듬을 담당하는 곳에 문제가 생겨 부정맥이 일어난다. 혈액 내 칼륨이 높아짐으로써 유발되는 부정맥은 '심실세동'이라는 부정맥 중에서도 가장 위중한 증상으로 생명에까지 연계된다. 특히 투석 중인 환자에게는 매우 중차대한 문제이니 채소나 과일은 가급적 먹지 않도록 엄중히 지도한다(만약 이 같은 지도를 받지 않았다면 담당 의사에게 재차 칼륨에 대해 상의해야 한다). 또한 만성 신장병인 사람도 칼륨 수치가 높아지기 쉬우므로 채소나 과일을 얼마나 섭취할 수 있는지 주치의와 의논한다.

신장병 환자는 단백질도 악영향을 미친다. 만성 신장병 환자가 단백질을 많이 섭취하면 '요독소(단백질이 대사한 결과 발생되는)'라는 폐물질 등이 몸에 축적되어 머리가 멍해지거나 나른해지기도 한다. 그래서 만성 신장병 환자는 단백질을 적게 섭취하도록 제한한다. 투석 환자가 단백질을 많이 먹으면 단백질을 분해하는 과정에서 생성되는 인이라는 미네랄이 몸에 축적된다. 투석 기계가 인을 완전히 제거하지 못하기 때문이다. 자칫 인이 만성적으로 축적되면 동맥경화가 일어난다. 인은 무기인이라는 형태로 식품용 방부제(편의점 도시락이나 삼각김밥 등에도 있다)나 콜라 등 탄산음료에도 많이 함유되어 있으므로 가급적 섭취하지 않는 것이 좋다.

마지막으로 신장병 환자에게 염분도 큰 위험이다. 투석으로 몸에 불필요한 수분이나 염분도 제거하지만 염분 섭취량이 과도하게 많으면 1회 투석으로 깨끗하게 거르지 못하거나, 투석 중에 혈압이 떨어지는 문제가 발생한다. 투석 중에 혈압 저하가 일어나는 빈도가 높을수록 뇌졸중 등의 위험이 높은 것으로 알려져 있다. **염분 섭취량이 많으면 혈압이 높아지거나 뇌졸중이나 심근경색 위험도 상승한다.**

● 고령자는 육류를 적당히 섭취하는 것이 좋다

고령자를 위한 최고의 식사에 관련해서는 유감스럽게도 에비던스가 충분하지 않다. 그러나 최근 당뇨병 환자의 혈당 수치를 조절할 때 고령자의 경우는 다소 느슨하게 관리하는 편이 오히려 장수에 도움이 된다는 연구 결과가 나오고 있다. 필시 일반 식사도 동일하게 적용할 수 있지 않을까 한다. 즉 중·장년기엔 흰 탄수화물이나 붉은 고기 등 질병 위험을 높이는 식사를 조심해야 하지만, 고령이 되면서 식욕이 떨어지면 이 같은 식사 제한을 완화하는 편이 낫다고 본다.

고령에도 식욕이 좋고, 당뇨병이나 신장병 등 질병이 없는 건강한 상태라면 먹고 싶은 것을 먹어도 좋다. 역으로 식욕이 줄고 양이 많지 않은 고령자는 탄수화물이든, 붉은 고기든 어느 정도 칼로리가 높은 것을 먹는 것이 좋다는 주장도 있다.

이는 과도하게 식사를 제한해서 얻을 수 있는 장점보다 저영양이 되어버리는 문제점이 크고 위험하다고 판단하기 때문이다. 특히 체격이 작고 마른 고령의 여성은 골다공증을 앓는 경우도 많아서, 자칫 낙상으로 병상 생활을 할 위험이 매우 높다.

기동을 하지 못하고 누워만 있으면 단순히 몸을 움직이지 못하는 문제만이 아니라 체력이 떨어져 폐렴이나 치매 등을 유발할 수 있다. 이는 자칫 생명과 관련된 위중한 사안으로 이어질 수 있다. 식사량이 줄면 근육량도 줄어 점점 낙상의 위험이 높아진다.

따라서 세세하게 식사를 제한하지 말고 먹을 수 있는 만큼 많이 먹어야 근육을 유지할 수 있고 낙상 위험도 줄일 수 있다. 실제로 고령자는 고기를 적당히 먹어주는 편이 낙상 골절 위험이 낮다는 연구 결과도 있다.[2]

그렇다면 혈압이 높은 고령자의 경우는 어떨까. 이전까지는 고령자는 혈압도 엄격하게 관리할 필요가 없다고 생각했다. 그러나 2015년에 발표한 랜덤화 비교 시험의 결과 75세 이상 고령자도 혈압을 잘 관리하는 것이 심근경색이나 뇌경색 등의 질병을 예방하는 데 효과적임이 밝혀졌다.[3] 따라서 혈압이 높은 고령자는 염분의 양을 줄이는 것이 좋을 것이다.

◉ 어린이 성장에 좋은 식사

유감스럽게도 어린이에게 건강한 식사에 관련해서는 에비던스가 충분하지 않다. 기본적으로는 어른과 동일하게 식사를 해도 좋으나, 성장기나 활동량이 많은 경우에는 열량 부족이 될 가능성이 있다. 비만 체형이 아니라면 식욕에 맞춰 식사량을 늘리는 것은 문제가 없다고 본다.

다만 이 경우도 단 과자나 주스 등 영양가가 없는 건강하지 않은 식품(영어로 빈 칼로리Empty Calories라 표현한다)으로 열량을 채우지 않도록 각별히 주의한다. 생선이나 닭고기 등 양질의 단백질, 가공하지 않은 채소와 과일, 갈색 탄수화물 등 건강해지는 질 좋은 식품을 먹이도록 한다.

소아기는 미각이 형성되는 중요한 시기이기도 하다. 단 과자를 먹고 자란 아이는 성인이 되어서도 단 음식을 즐길 가능성이 높다. 몸에 좋은 식품을 어릴 때 자주 접해 좋은 식습관을 길러주는 것이 큰 의미가 있을 것이다.

참고로 미국의 메이오 클리닉 홈페이지[4]에 소개된 식사 기준을 표 3-4로 소개한다.

현재 미국은 소아 비만이 커다란 사회문제로 대두되고 있다. 아무래도 아이들은 단 과자나 간식을 좋아하는데 이에 응하다 보면 쉽게 비만에 빠지고 만다. 소아기 비만은 일생에 걸쳐 장기적으로 건강에 악영향을 미치는 것으로 알려져 있다. 2011년에 실시한 연구[5]에서는 소아기에 비만이었던 사람은 성인이 되어 당뇨병, 고혈압, 심근경색, 뇌졸중을 일으킬 가능성이 높을 뿐 아니라 조기 사망과도 관계가 있음을 시사하였다. 부모의 책임이 막중하다.

유아기에는 모유의 영양이 아이에게 매우 좋다는 것은 이미 잘 알

표 3-4 ● 어린이 1일 식사량 기준

	2~3세	4~8세(여)	4~8세(남)	9~13세(여)	9~13세(남)	14~18세(여)	14~18세(남)
칼로리(kcal)[*1]	1,000~1,400	1,200~1,800	1,200~2,000	1,400~2,200	1,600~2,600	1,800~2,400	2,000~3,200
단백질[*2]	20~25g	25~40g	25~40g	40~55g	40~60g	50~55g	60~65g
과일	1~1.5컵	1~1.5컵	1~2컵	1.5~2컵	1.5~2컵	1.5~2컵	2~2.5컵
채소	1~1.5컵	1.5~2.5컵	1.5~2.5컵	1.5~3컵	2~3.5컵	2~3컵	2.5~4컵
잡곡류	85~140g	110~170g	110~170g	140~200g	140~255g	170~225g	170~280g
유제품	2컵	2.5컵	2.5컵	3컵	3컵	3컵	3컵

*1 최적 칼로리 섭취량은 성장도와 활동성에 따라 차이가 있다.

*2 메이요 클리닉 홈페이지에서 추천한 단백질 양이 너무 많다고 판단했으므로 단백질 데이터는 후생노동성 '일본인의 식사 섭취 기준'(2015년판)에서 인용했다.

주: 과일 1컵은 사과라면 1개, 바나나라면 큰 것 1개, 오렌지라면 큰 것 1개 정도. 채소 1컵은 작은 접시 1개분이지만 잎채소라면 2배의 양이 필요하다. 유제품 1컵이란 우유는 1컵, 치즈는 약 40g이다.

출전: 메이요 클리닉 홈페이지를 기초로 저자가 작성

려져 있다. 모유의 영양을 섭취한 유아는 설사, 폐렴, 중이염 등 감염증이 적고, 지능 향상과 당뇨병 위험 저하 등 좋은 영향이 있다는 것이 보고[6]되었다. 또한 모유는 유아만이 아니라 어머니에게도 유방암, 난소암 위험을 낮추는 등의 이점이 있다.

● 임신부는 채소와 생선을 많이 먹고, 날것은 피한다

2015년 3월 영국 BBC에 흥미로운 기사가 게재되었다. '식품과 임신부에 관한 속설'이라는 타이틀이 붙은 기사[7]에는 세계에서 임신 중 여성이 해야 하는 식사에 대해 얼마나 근거가 없는 속설이 유포되고 있는가에 대한 내용이 담겼다. 그중에는 임신 중 여성이 매운 음식을 먹으면 태어날 아이가 성격이 급하다는 일본의 옛 속설도 있다.

물론 이렇게까지 얼토당토않은 말을 믿는 사람은 없겠으나 몸을 따뜻하게 하는 음식을 먹는 것이 좋고, 몸을 차게 하는 음식은 임신 중에 피하는 것이 좋다는 정도의 말은 새겨듣는 사람이 많을 것이다. 그러나 이것도 과학적 근거가 없는 괴담이다.

유감스럽게도 임신부에게 좋은 식품에 관한 에비던스는 매우 빈약하나 현시점에서 알려진 범위에서 과학적으로 좋다고 증명된 것을 살펴보면 다음과 같다.

우선 무엇보다 중요한 것은 과일과 채소를 많이 먹는 것이다. 1일

표 3-5 ● 수은 양이 많은 생선·적은 생선

수은 양이 많은 생선	참다랑어(참치), 황새치, 금눈돔, 눈다랑어
수은 양이 중간인 생선	황돔, 녹새치, 홍감펭, 남방참다랑어, 청상아리
수은 양이 적은 생선	황다랑어, 날개다랑어, 새끼 참다랑어, 참치 캔, 연어, 전갱이, 고등어, 정어리, 꽁치, 도미, 방어, 가다랑어

출전: 후생노동성 〈지금부터 엄마가 되는 당신에게/ 생선에 대해 알아야 할 것들〉

5단위(대략 385~400g)는 먹을 것을 권한다. 과일과 채소에 많이 들어 있는 엽산이 태아의 신경관 결손 위험을 낮춰주므로 필수이다. 특히 임신 초기에 엽산을 충분히 섭취하는 것이 중요하므로 임신 가능한 여성은 과일과 채소를 많이 먹고 동시에 보조 영양제 등으로 엽산을 보충해둘 것을 권한다. 농약 영향이 우려된다면 유기농 채소와 과일을 선택한다.

단백질도 중요하다. 특히 임신 중에 생선 기름을 섭취하면 태어나는 아이의 천식[8]과 당뇨병 위험이 낮아진다는 보고도 있다. 다만 생선 종류에 따라서는 수은을 함유할 수 있으므로 가급적 수은이 적은 생선이 좋다. 먹이사슬의 위로 올라갈수록 수은이 축적된다. 수은 양이 많은 생선과 적은 생선을 표 3-5에서 참고할 수 있다.

임신 중 당연히 날것은 절대 금지이다. 식중독이나 기생충 감염을 일으

킬 가능성이 있기 때문이다. 날생선만이 아니라 충분히 익히지 않은 고기, 날달걀과 반숙 달걀, 곰팡이로 발효한 치즈 등도 같은 이유로 피해야 한다. 생채소에는 톡소플라스마라는 기생충(고양이 변이 원인)이 붙어 있을 수 있으므로 잘 씻어서 먹든지 익혀 먹는다. 또한 톡소플라스마는 음식뿐 아니라 가드닝 등 흙을 만지면서도 감염되기 때문에 임신 중에는 삼가야 한다.

임신 중 단백질을 너무 많이 섭취하는 것이 좋지 않다는 보고도 있다. 연구[9]에 의하면 칼로리 섭취량 중 단백질 비율을 줄여 25% 미만으로 했을 때 사산이나 태내 발육 지연 위험이 낮아졌다는 보고가 있다. 균형 잡힌 식사를 명심하도록 하자.

임신 중 식사에 관해 더 상세한 정보를 원한다면 세계보건기구(WHO)의 홈페이지[10](영어)를 참조할 수 있다.

인터넷으로 올바른
건강 정보를 입수하는 방법

앞서 내내 매스컴이나 건강 관련 서적을 통해 잘못된 정보가 홍수처럼 넘쳐나는 실상을 설명했다. 그렇다면 어떻게 올바른 건강 정보를 얻을 수 있을까.

역설적이라 할 수 있지만 진짜 건강해지기 위한 첫걸음은 ① TV 등 미디어의 건강 정보 ② 서점에서 판매하는 '건강 관련서'(건강을 다룬 책의 상당수가 부정확한 내용이며, 진정한 의미에서 건강해지기 위한 책이 아니라는 뜻으로 괄호를 써서 '건강 관련서'라고 했다) ③ 일반 인터넷 정보 3가지는 그다지 신용하지 않는 것이 좋다고 개인적으로 판단한다.

이것들은 시청률이나 판매율을 올리기 위한 시장 원리(경제적 합리성)에 편승해 만들기 때문에 정보의 정확성보다 뉴스성이나 의외성을 최우선으로 한다.

예컨대 '채소를 먹어라'라는 제목으로 책을 내면 전혀 팔리지 않지만 '건강해지고 싶다면 채소는 먹지 마라'라는 책은 베스트셀러가 될 가능성이 높다. 호기심을 자극해 화제성이 높지만 그렇다고 이것이 진실이 될 수는 없다. 정말로 독자에게 도움이 되는 내용은 명백하게 전자이다.

유감스럽게도 우리가 흔히 접하는 상당수 TV, '건강 관련서', 인터넷 건강 정보엔 유익한 정보를 전하겠다는 선의가 전제되어 있지 않다. 건강에 관심이 있는 사람이 매우 많으므로 오로지 이를 마케팅 수단으로 이용해 높은 시청률이나 판매율을 노리는 얄팍한 셈이 담겨 있다.

물론 모두가 다 똑같은 것은 아니다. 선의가 있는 저자나 저널리스트도 있다. 그러나 유감스럽게도 상업적 목적을 앞세운 이들이 몹시 많아 옥석을 구별하기가 어렵다. 따라서 TV나 '건강 관련서'에 소개된 건강 정보에 의심의 눈길을 보내는 것이 역으로 건강을 도모하는 중요한 첫걸음이다.

건강과 관련한 잘못된 인터넷 정보가 넘쳐나는 것도 사회문제라 할 수 있다. 전문가도 올바른 정보를 찾아내는 데 애를 먹는 현실이니 의학 지식이 전무한 사람은 거의 불가능에 가깝다고 해도 좋을 것이다.

질병이나 치료법은 의사들이 쓴 훌륭한 내용이 병원 사이트 등에 올라오기도 하지만 매일의 식사 정보에 관련해 일반인들이 알고 싶어 하는 내용을 찾아보기 힘들다.

신뢰할 수 있는 건강 정보 찾는 법

여기서 문제를 해결하는 간단한 한 가지 방법으로 '영어로 정보 검색하기'를 추천한다. 같은 내용이라도 구글(google.com)에서 영어로 검색하면 한층 질이 높은 건강 정보를 얻을 수 있다.

물론 영어로 검색해도 개인 블로그나 홍보 등 잘못된 정보가 혼재하므로 그중에서 제대로 된 정보를 취사선택해야 한다. 그러나 일단 식사와 관련해서 한층 신뢰할 만한 정보를 얻을 수 있는 것은 분명하다.

영어로 읽는 것이 어려운 사람은 영어 단어로 검색한 후 구글 번역 서비스를 이용한다.

구글에서 영어로 건강 정보를 검색한 뒤엔 리스트 업되는 내용 중 신뢰할 수 있는 정보를 선택해야 한다.

물론 영어로 검색했다고 해서 모두가 올바른 정보는 아니므로 주의하길 바란다. 참고로 신뢰할 수 있는 식사 관련 정보는 하버드 공중위생대학원(https://www.hsph.harvard.edu로 시작한다), 미국을 대표하는 명문 병원인 메이오 클리닉(https://www.mayoclinic.org로 시작한다), 민간 기업인 웹엠디(WebMD)[1](https://www.webmd.com으로 시작한다) 정도가 비교적 잘 정리되어 있고, 내용을 이해하기 쉽다.

이들보다는 다소 딱딱한 내용이라 읽기는 불편하지만 세계보건기구(WHO)[2]나 그 산하 조직인 국제암연구소(IARC), 서구 학회의 가이드라인, 미국 국립암연구소 등 홈페이지에도 신뢰할 수 있는 건강 정보가 게재되어 있다.

정리하면 다음과 같은 과정으로 손쉽게 양질의 올바른 건강 정보를 얻을 수 있다.

7단계 과정으로 올바른 건강 정보를 입수한다

스텝 1: 우선 흥미가 있고 알고 싶은 건강 정보 키워드를 고른다(예: 생선).

스텝 2: 키워드를 영어로 찾는다(예: Fish).

스텝 3: 이것에 관한 '건강 정보'가 필요하므로 건강(Health)과 에비던스(Evidence)라는 단어를 추가한다. 이 예시에서는 'Fish Health Evidence'라는 3개 검색어가 된다. 에비던스라는 검색어를 넣지 않으면 과학적인 정보가 올라오지 않을 수 있으므로 주의.

스텝 4: 이 3개 키워드로 구글(google.com)에서 검색을 한다.

스텝 5: 리스트 업된 사이트 중에서 'hsph', 'mayoclinic', 'webmd'가 주소에 포함되어 있는 것을 선택한다.

스텝 6: 구글 번역기를 이용해 대략적인 내용을 읽어볼 수 있다. 주소 옆에 붙어 있는 '이 페이지 번역하기'를 클릭한다(홈페이지에 따라서 잘 기능하지 않을 수 있다. 이 경우는 홈페이지 내용을 복사 & 붙이기해 구글 번역기를 이용한다).

스텝 7: 잘 읽어보고 내용을 이해한다.

스텝 4

Google 검색   I'm Feeling Lucky

스텝 5

Fish oil - Mayo Clinic

https://www.mayoclinic.org › art-20364810 ▾ 이 페이지 번역하기
2017. 10. 24. - Understand how **fish** oil might improve heart **health** and the possible risks ...
There's strong **evidence** that omega-3 fatty acids can significantly ...

스텝 6

Fish oil - Mayo Clinic

https://www.mayoclinic.org › art-20364810 이 페이지 번역하기
2017. 10. 24. - Understand how **fish** oil might improve heart **health** and the possible risks ...
There's strong **evidence** that omega-3 fatty acids can significantly ...

스텝 7

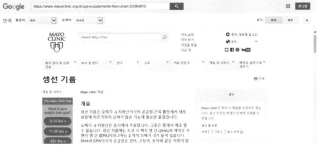

이 방법으로도 하버드 공중위생대학원이나 메이오 클리닉의 정보가 부족하거나, 유감스럽게도 신뢰할 만한 정보를 찾지 못하는 경우도 있다. 그러나 만약 다행히도 필요한 정보를 얻게 된다면 세간에 퍼진 일반 정보보다 훨씬 신뢰성이 높은 건강 정보임에 틀림이 없다.

건강에 관한 정보도 하루가 다르게 새로워지고 있으므로 만약 식사나 건강에 관련된 의문이 있다면 꼭 이 방법을 실천해보길 바란다.

주·참고 문헌

◉ **이 책을 읽는 방법**

1) 예를 들면 2008년 조사에서 식사와 영향에 관련한 수업이 미국 의학부의 불과 27%에서, 그것도 최소한(25시간)으로 진행되었다.

1장 많은 사람이 잘못 알고 있는 건강 상식

◉ **과학적 근거가 있는 몸에 좋은 식품**

1) 이 책에서 정제되지 않고 식이섬유 등이 많은 탄수화물을 '갈색 탄수화물', 정제된 탄수화물을 '흰 탄수화물'이라 말한다. 이해하기 쉽도록 편의상 이름을 붙이는 것일 뿐, 실제 '색'이 중요한 것은 아니다. 밀가루의 함유량이 많고 메밀가루가 적은 메밀국수의 경우 외형적으로 갈색이지만 실은 내용물이 정제되지 않은 흰 탄수화물일 수 있으므로 주의가 필요하다.

2) Ludwig DS, Friedman MI. Increasing adiposity: consequence or cause of overeating? JAMA. 2014;311(21):2167-2168.

3) 플라세보효과란 약효가 없는 가짜 약(플라세보)을 복용했음에도 심리적인 영향으로 몸 상태가 개선된다든지 병이 치료되는 현상을 말한다. 사실 이 플라세보효과가 상당히 크다는 것이 복수의 연구를 통해 밝혀졌다.

4) 버터가 몸에 좋지 않다는 의견은 본래 나쁜(LDL) 콜레스테롤을 높이기 때문이라는 관찰 연구에 기초한다. 사실 버터 섭취량과 질병의 위험 관계에 관한 에비던스는 그렇게 확고하지 않다. 2016년에 발표된 관찰 연구를 정리한 메타분석에 의하면 버터 섭취량이 1큰술(14g)/일 늘어남에 따라 사망률이 극히 미미하긴 하지만(1%) 통계적으로 유의미한 상승을 보였다. 한편 버터 섭취량과 심근경색이나 뇌졸중의 관계는 인정되지 않는다(그리고 버터 섭취량이 많은 사람일수록 당뇨병 위험이 낮다는 결과가 있다). 물론 관찰 연구이므로 인과관계를 논하기 어려우나 종합적으로 고려하면 새로운 에비던스가 나오기까지 버터는 가급적 섭취하지 않는 것이 좋다고 개인적으로 생각한다.

Pimpin L, Wu JH, Haskelberg H, Del Gobbo L, Mozaffarian D. Is Butter Back? A Systematic Review and Meta-Analysis of Butter Consumption and Risk of Cardiovascular Disease, Diabetes, and Total Mortality. PLoS One. 2016;11(6):e0158118.

5) Bao Y, Han J, Hu FB, Giovannucci EL, Stampfer MJ, Willett WC, Fuchs CS. Association of nut consumption with total and cause-specific mortality. N Engl J Med. 2013;369(21):2001-2011.

Luu HN, Blot WJ, Xiang YB, Cai H, Hargreaves MK, Li H, Yang G, Signorello L, Gao YT, Zheng W, Shu XO. Prospective evaluation of the association of nut/peanut consumption with total and cause-specific mortality. JAMA Intern Med. 2015;175(5):755-766.

6) 실은 제비뽑기나 동전 던지기는 개입군과 대조군 간 건강에 영향을 미칠 수 있는 다른 인자가 불균형일 가능성이 있기 때문에 그리 좋은 방법은 아니다(이들 방법을 이용한 경우 준랜덤화 비교 시험이라 부르는 경우도 있다). 실제 랜덤화 비교 시험에서는 컴퓨터로 난수(랜덤한 숫자)를 발행

하여 할당표라는 것을 사용해 개입군과 대조군 중 어느 쪽으로 배정할지 결정한다.

7) 데이터로 수집 가능한 차이에 관해서는 통계 기법을 이용해 영향을 제거할 수 있으나(전문용어로 '보정한다'고 표현한다), 예컨대 '건강에 관한 의식'과 같이 데이터로 수집하기 어려운 차이는 가능한 것이 한정된다는 점이 관찰 연구의 최대 문제이다.

8) Guyatt G, Rennie D, Meade MO, Cook DJ. Users' guides to the medical literature: a manual for evidence-based clinical practice. 3rd edn. New York, NY: McGraw-Hill, 2015:29-50.

9) Barnard ND, Willett WC, Ding EL. The Misuse of Meta-analysis in Nutrition Research. JAMA. 2017;318(15):1435-1436.

◉ 식품의 '성분'에 현혹되지 말라

1) Christensen AS, Viggers L, Hasselström K, Gregersen S. Effect of fruit restriction on glycemic control in patients with type 2 diabetes—a randomized trial. Nutr J. 2013;12:29.

2) Scrinis, G. Sorry, Marge. Meanjin. 2002;61(4):108-116.

3) Pollan, M. In Defense of Food: An Eater's Manifesto. New York, NY: Penguin Books, 2009.

4) Omenn GS, Goodman GE, Thornquist MD, Balmes J, Cullen MR, Glass A, Keogh JP, Meyskens FL, Valansis B, Williams JH, Barnhart S, Hammar S. Effects of a combination of beta carotene and vitamin A on lung cancer and cardiovascular disease. N Engl J Med. 1996;334(18):1150-1155.

5) Goodman GE, Thornquist MD, Balmes J, Cullen MR, Meyskens

FL Jr, Omenn GS, Valanis B, Williams JH Jr. The Beta-Carotene and Retinol Efficacy Trial: incidence of lung cancer and cardiovascular disease mortality during 6-year follow-up after stopping beta-carotene and retinol supplement. J Natl Cancer Inst. 2004;96(23):1743-1750.

6) Jeon YJ, Myung SK, Lee EH, Kim Y, Chang YJ, Ju W, Cho HJ, Seo HG, Huh BY. Effects of beta-carotene supplements on cancer prevention: meta-analysis of randomized controlled trials. Nutr Cancer. 2011;63(8):1196-1207.

7) Druesne-Pecollo N, Latino-Martel P, Norat T, Barrandon E, Bertrais S, Galan P, Hercberg S. Beta-carotene supplementation and cancer risk: a systematic review and metaanalysis of randomized controlled trials. Int J Cancer. 2010;127(1):172-184.

8) 원저 논문에서는 오즈비(Odds Ratio)로 평가되어 있으나 이환율이 낮을 때 오즈비는 위험률에 근사하므로 본문에서는 위험률로 표기했다. Vivekananthan DP, Penn MS, Sapp SK, Hsu A, Topol EJ. Use of antioxidant vitamins for the prevention of cardiovascular disease: meta-analysis of randomised trials. Lancet. 2003;361(9374):2017-2023.

9) Leppälä JM, Virtamo J, Fogelholm R, Albanes D, Taylor PR, Heinonen OP. Vitamin E and beta carotene supplementation in high risk for stroke: a subgroup analysis of the Alpha-Tocopherol, Beta-Carotene Cancer Prevention Study. Arch Neurol. 2000;57(10):1503-1509.

10) 베타카로틴은 체내에서 비타민 A로 변하는데 만성적으로 비타민 A

가 부족한 나라(개발도상국)에서는 베타카로틴이 건강상 이점이 있다는 지적도 있다. 네팔인 기혼 여성에게 베타카로틴을 섭취하도록 했더니 야맹증(비타민 A 부족으로 나타나는 어두운 곳에서 잘 보이지 않는 질병)이 있는 임신한 여성에서 사망률이 개선되었다. 그러나 만성적 비타민 A 부족이 문제 되지 않는 국가라면 베타카로틴의 장점이 없는 것으로 본다. Christian P, West KP Jr, Khatry SK, Kimbrough-Pradhan E, LeClerq SC, Katz J, Shrestha SR, Dali SM, Sommer A. Night blindness during pregnancy and subsequent mortality among women in Nepal: effects of vitamin A and beta-carotene supplementation. Am J Epidemiol. 2000;152(6):542-547.

● 칼럼_식사와 체중의 관계

1) https://www.hsph.harvard.edu/nutritionsource/best-diet-quality-counts/
   O'connor A. The key to weight loss is diet quality, not quantity, a new study finds. The New York Times. Feb 20, 2018.

2) Johnston BC, Kanters S, Bandayrel K, Wu P, Naji F, Siemieniuk RA, Ball GD, Busse JW, Thorlund K, Guyatt G, Jansen JP, Mills EJ. Comparison of weight loss among named diet programs in overweight and obese adults: a meta-analysis. JAMA. 2014;312(9):923-933.

   Gardner CD, Trepanowski JF, Del Gobbo LC, Hauser ME, Rigdon J, Ioannidis JPA, Desai M, King AC. Effect of Low-Fat vs Low-Carbohydrate Diet on 12-Month Weight Loss in Overweight Adults and the Association With Genotype Pattern or Insulin

Secretion: The DIETFITS Randomized Clinical Trial. JAMA. 2018;319(7):667-679.

3) Sacks FM, Bray GA, Carey VJ, Smith SR, Ryan DH, Anton SD, McManus K, Champagne CM, Bishop LM, Laranjo N, Leboff MS, Rood JC, de Jonge L, Greenway FL, Loria CM, Obarzanek E, Williamson DA. Comparison of weight-loss diets with different compositions of fat, protein, and carbohydrates. N Engl J Med. 2009;360:859-873. Shai I, Schwarzfuchs D, Henkin Y, Shahar DR, Witkow S, Greenberg I, Golan R, Fraser D, Bolotin A, Vardi H, Tangi-Rozental O, Zuk-Ramot R, Sarusi B, Brickner D, Schwartz Z, Sheiner E, Marko R, Katorza E, Thiery J, Fiedler GM, Blüher M, Stumvoll M, Stampfer MJ; Dietary Intervention Randomized Controlled Trial (DIRECT) Group. Weight loss with a low-carbohydrate, Mediterranean, or low-fat diet. N Engl J Med. 2008;359:229-241.

4) 정확하게는 양쪽 그룹 모두 체중이 감소했으나, 두 그룹 사이에 차이가 나타나지 않았다.

5) Gardner CD, Kiazand A, Alhassan S, Kim S, Stafford RS, Balise RR, Kraemer HC, KIng AC. Comparison of the Atkins, Zone, Ornish, and LEARN diets for change in weight and related risk factors among overweight premenopausal women: the A TO Z Weight Loss Study: a randomized trial. JAMA. 2007;297(9):969-977.

6) Mozaffarian D, Hao T, Rimm EB, Willett WC, Hu FB. Changes in diet and lifestyle and long-term weight gain in women and men. N Engl J Med. 2011;364:2392-2404.

7) Bertoia ML, Mukamal KJ, Cahill LE, Hou T, Ludwig DS, Mozaffarian D, Willett WC, Hu FB, Rimm EB. Changes in Intake of Fruits and Vegetables and Weight Change in United States Men and Women Followed for Up to 24 Years: Analysis from Three Prospective Cohort Studies. PLoS Med. 2015;12(9):e1001878.

8) 2개 그룹 사이에 통계적으로 유의미한 차이는 나타나지 않았다. Flores-Mateo G, Rojas-Rueda D, Basora J, Ros E, Salas-Salvadó J. Nut intake and adiposity: meta-analysis of clinical trials. Am J Clin Nutr. 2013;97(6):1346-1355.

9) Ludwig DS, Friedman MI. Increasing adiposity: consequence or cause of overeating? JAMA. 2014;311(21):2167-2168.

10) 물론 단정적으로 말하려면 복수의 랜덤화 비교 시험으로 보다 강력한 에비던스의 출현을 기다려야 할 것이다.

11) Foster GD, Wyatt HR, Hill JO, McGuckin BG, Brill C, Mohammed BS, Szapary PO, Rader DJ, Edman JS, Klein S. A randomized trial of a low-carbohydrate diet for obesity. N Engl J Med. 2003;348(21):2082-2090.
Stern L, Iqbal N, Seshadri P, Chicano KL, Daily DA, McGrory J, Williams M, Gracely EJ, Samaha FF. The effects of low-carbohydrate versus conventional weight loss diets in severely obese adults: one-year follow-up of a randomized trial. Ann Intern Med. 2004;140(10):778-785.

12) Astrup A, Meinert Larsen T, Harper A. Atkins and other low-carbohydrate diets: hoax or an effective tool for weight loss? Lancet. 2004;364(9437):897-899.

● 올리브유와 견과류는 뇌졸중과 암의 위험을 낮춘다

1) 관찰 연구에서는 일식과 유사한 패턴의 식사를 하는 사람일수록 순환기 질환으로 사망할 리스크, 간병을 요하게 될 리스크, 치매 리스크가 낮다는 보고가 있다. 그러나 질이 높은 랜덤화 비교 시험이나 메타분석이 이루어지지 않아 에비던스가 약하다.

Shimazu T, Kuriyama S, Hozawa A, Ohmori K, Sato Y, Nakaya N, Nishino Y, Tsubono Y, Tsuji I. Dietary patterns and cardiovascular disease mortality in Japan: a prospective cohort study. Int J Epidemiol. 2007;36(3):600-609.

Nanri A, Mizoue T, Shimazu T, Ishihara J, Takachi R, Noda M, Iso H, Sasazuki S, Sawada N, Tsugane S; Japan Public Health Center-Based Prospective Study Group. Dietary patterns and all-cause, cancer, and cardiovascular disease mortality in Japanese men and women: The Japan public health center-based prospective study. PLoS One. 2017;12(4):e0174848.

Tomata Y, Watanabe T, Sugawara Y, Chou WT, Kakizaki M, Tsuji I. Dietary patterns and incident functional disability in elderly Japanese: the Ohsaki Cohort 2006 study. J Gerontol A Biol Sci Med Sci. 2014;69(7):843-851.

Tomata Y, Sugiyama K, Kaiho Y, Honkura K, Watanabe T, Zhang S, Sugawara Y, Tsuji I. Dietary patterns and incident dementia in Elderly Japanese: The Ohsaki Cohort 2006 study. J Gerontol A Biol Sci Med Sci. 2016;71(10):1322-1328.

2) Kurotani K, Akter S, Kashino I, Goto A, Mizoue T, Noda M, Sasazuki S, Sawada N, Tsugane S; Japan Public Health Center based Prospective Study Group. Quality of diet and mortality among Japanese men and women: Japan Public Health Center based prospective study. BMJ. 2016;352:i1209.

3) Estruch R, Ros E, Salas-Salvadó J, Covas MI, Corella D, Arós F, Gómez-Gracia E, Ruiz-Gutiérrez V, Fiol M, Lapetra J, Lamuela-Ravenos RM, Serra-Majem L, Pintó X, Basora J, Muñoz MA, Sorlí JV, Martínez JA, Martínez-González MA; PREDIMED Study Investigators. Primary prevention of cardiovascular disease with a Mediterranean diet. N Engl J Med. 2013;368:1279-1290.

4) 연구에서는 해저드비(HR, 위험비)가 계산되어 있으나, 해석하기 쉽도록 이 책에서는 모두 상대위험 감소로 표기했다. 95% 신뢰 구간: 10~44%.

5) 95% 신뢰 구간: 8~46%.

6) 95% 신뢰 구간: 4~46%.

7) 과일 1단위는 바나나의 경우 1/2개, 사과·오렌지·배의 경우는 작은 크기 1개에 해당한다.

8) 채소 1단위는 잎채소라면 1작은 접시, 조리된 채소라면 1/2작은 접시에 해당한다.

9) 한편 심근경색 또는 사망률에만 주목하면 지중해식 그룹과 대조군 사이에 통계적으로 유의미한 차이(우연으로 설명하기 어려운 정도의 큰 차이)는 나타나지 않았다.

10) Toledo E, Salas-Salvado J, Donat-Vargas C, Buil-Cosiales P, Estruch R, Ros E, Corella D, Fitó M, Hu FB, Arós F, Gómez-Gracia E, Romaguera D, Ortega-Calvo M, Serra-Majem L, Pintó X, Schröder

H, Basora J, Sorlí JV, Bulló M, Serra-Mir M, Martínez-González MA. Mediterranean diet and invasive breast cancer risk among women at high cardiovascular risk in the PREDIMED trial: a randomized clinical trial. JAMA Intern Med. 2015;175:1752-1760.

11) de Lorgeril M, Salen P, Martin JL, Monjaud I, Delaye J, Mamelle N. Mediterranean diet, traditional risk factors, and the rate of cardiovascular complications after myocardial infarction: final report of the Lyon Diet Heart Study. Circulation. 1999;99:779-785.

12) 95% 신뢰 구간: 8~46%. Salas-Salvadó J, Bulló M, Estruch R, Ros E, Covas MI, Ibarrola-Jurado N, Corella D, Arós F, Gómez-Gracia E, Ruiz-Gutiérrez V, Romaguera D, Lapetra J, Lamuela-Raventós RM, Serra-Ma-jem L, Pintó X, Basora J, Muñoz MA, Sorlí JV, Martínez-González MA. Prevention of diabetes with Mediterranean diets: a subgroup analysis of a randomized trial. Ann Intern Med. 2014;160:1-10.

13) Indo-Mediterranean Diet Heart Study라고 하는, 알파-리놀렌산이 풍부한 지중해식이 심근경색을 줄이는가를 검증한 연구(Singh RB, Dubnov G, Niaz MA, Ghosh S, Singh R, Rastogi SS, Manor O, Pella D, Berry EM. Lancet. 2002;360:1455-1461)도 있으나, 조작 의혹이 있기 때문에 여기서는 소개하지 않는다. 이 논문에서 어떤 조사가 이루어졌는지는 영국의 의학 잡지 〈랜싯〉 편집장인 리처드 호턴의 기사(Horton R. Lancet. 2005;366:354-356)에서 매우 상세하게 다루었다.

14) Bloomfield HE, Koeller E, Greer N, MacDonald R, Kane R, Wilt TJ. Effects on health outcomes of Mediterranean diet with no restriction on fat intake: a systematic review and meta-analysis.

Ann Intern Med. 2016;165(7):491-500.

15) 95% 신뢰 구간: 9~18%.

16) 95% 신뢰 구간: 3~5%.

17) 95% 신뢰 구간: 2~16%.

● 칼럼_초콜릿은 약일까, 독일까?

1) Kean BH. The blood pressure of the Kuna Indians. Am J Trop Med Hyg. 1944;24:341-343.

2) Hooper L, Kroon PA, Rimm EB, Cohn JS, Harvey I, Le Cornu KA, Ryder JJ, Hall WL, Cassidy A. Flavonoids, flavonoid-rich foods, and cardiovascular risk: a meta-analysis of randomized controlled trials. Am J Clin Nutr. 2008;88:38-50.
Faridi Z, Njike VY, Dutta S, Ali A, Katz DL. Acute dark chocolate and cocoa ingestion and endothelial function: a randomized controlled crossover trial. Am J Clin Nutr. 2008;88:58-63.

3) Buijsse B, Feskens EJ, Kok FJ, Kromhout D. Cocoa intake, blood pressure, and cardiovascular mortality: the Zutphen Elderly Study. Arch Intern Med. 2006;166:411-417.

4) Grassi D, Necozione S, Lippi C, Croce G, Valeri L, Pasqualetti P, Desideri G, Blumberg JB, Ferri C. Cocoa reduces blood pressure and insulin resistance and improves endothelium-dependent vasodilation in hypertensives. Hypertension. 2005;46:398-405.

5) Nehlig A. The neuroprotective effects of cocoa flavanol and its influence on cognitive performance. Br J Clin Pharmacol. 2013;75:716-727.

6) Dong JY, Iso H, Yamagishi K, Sawada N, Tsugane S. Japan Public Health Center-based Prospective Study Group. Chocolate consumption and risk of stroke among men and women: A large population-based, prospective cohort study. Atherosclerosis. 2017;260:8-12.

7) Shiina Y, Funabashi N, Lee K, Murayama T, Nakamura K, Wakatsuki Y, Daimon M, Komuro I. Acute effect of oral flavonoid-rich dark chocolate intake on coronary circulation, as compared with non-flavonoid white chocolate, by transthoracic Doppler echocardiography in healthy adults. Int J Cardiol. 2009;131(3):424-429.

Hermann F, Spieker LE, Ruschitzka F, Sudano I, Hermann M, Binggeli C, Luscher TF, Riesen W, Noll G, Corti R. Dark chocolate improves endothelial and platelet function. Heart. 2006; 92(1):119-120.

8) 코코아 성분을 추출한 고농도 보조 영양제를 복용하고 건강에 이로운 영향이 있는지 검증하는 COSMOS 실험이라 불리는 임시 실험이 현재 진행 중이며 결과를 기다리고 있다.

● 과일은 당뇨병을 예방하지만 과일 주스는 위험을 높인다

1) Wang X, Ouyang Y, Liu J, Zhu M, Zhao G, Bao W, Hu FB. Fruit and vegetable consumption and mortality from all causes, cardiovascular disease, and cancer: systematic review and dose-response meta-analysis of prospective cohort studies. BMJ. 2014;349:g4490.

2) 95% 신뢰 구간: 2~10%.

3) 95% 신뢰 구간: 1~8%.

4) 일본인을 대상으로 한 연구에서는 과일 섭취량이 많을수록 뇌졸중이나 심혈관 이벤트(뇌졸중이나 심근경색을 포함한 것)로 인한 사망률 그리고 총사망률이 낮다는 결과가 있었다. 그러나 채소의 경우 심혈관 이벤트로 인한 사망률은 관련이 있었으나 총사망률과 사이에 유의미한 연관이 확인되지 않았다. 과일 섭취량은 적고, 채소 섭취량이 많은 식습관과 관계가 있는 것이 아닌가 추정한다.

Nagura J, Iso H, Watanabe Y, Maruyama K, Date C, Toyoshima H, Yamamoto A, Kikuchi S, Koizumi A, Kondo T, Wada Y, Inaba Y, Tamakoshi A; JACC Study Group. Fruit, vegetable and bean intake and mortality from cardiovascular disease among Japanese men and women: the JACC Study. Br J Nutr. 2009;102(2):285-292.

5) 95% 신뢰 구간: 1~8%.

6) Li M, Fan Y, Zhang X, Hou W, Tang Z. Fruit and vegetable intake and risk of type 2 diabetes mellitus: meta-analysis of prospective cohort studies. BMJ Open. 2014;4(11):e005497.

7) Hartley L, Igbinedion E, Holmes J, Flowers N, Thorogood M, Clarke A, Stranges S, Hooper L, Rees K. Increased consumption of fruit and vegetables for the primary prevention of cardiovascular diseases. Cochrane Database Syst Rev. 2013;(6):CD009874.

8) 정확한 정의는 동일한 연구를 100회 반복해 매회 95% 신뢰 구간을 계산했을 때 이 중 95개의 95% 신뢰 구간은 진실한 값(실제 상대위험도)을 포함한다는 것이다.

9) Key TJ. Fruit and vegetables and cancer risk. Br J Cancer.

2011;104(1):6-11.

10) Muraki I, Imamura F, Manson JE, Hu FB, Willett WC, van Dam RM, Sun Q. Fruit consumption and risk of type 2 diabetes: results from three prospective longitudinal cohort studies. BMJ. 2013;347:f5001.

11) http://www.diabetes.org/food-and-fitness/food/what-can-i-eat/understanding-carbohydrates/glycemic-index-and-diabetes.html

12) 95% 신뢰 구간: 5~11%.

13) Imamura F, O'Connor L, Ye Z, Mursu J, Hayashino Y, Bhupathiraju SN, Forouhi NG. Consumption of sugar sweetened beverages, artificially sweetened beverages, and fruit juice and incidence of type 2 diabetes: systematic review, meta-analysis, and estimation of population attributable fraction. BMJ. 2015;351:h3576.

14) 95% 신뢰 구간: 0.8~14%.

● 칼럼_유기농 식품은 건강에 좋을까?

1) Williams PR, Hammitt JK. Perceived risks of conventional and organic produce: pesticides, pathogens, and natural toxins. Risk Anal. 2001;21:319-330.

2) Smith-Spangler C, Brandeau ML, Hunter GE, Bavinger JC, Pearson M, Eschbach PJ, Sundaram V, Liu H, Schirmer P, Stave C, Olkin I, Bravata DM. Are organic foods safer or healthier than conventional alternatives?: a systematic review. Ann Intern Med. 2012;157(5):348-366.

3) 유기농 우유의 경우는 오메가3 지방산이 많다는 연구 결과가 있지만, 이

는 가열 처리 하지 않은 원유를 조사한 연구이므로 우리가 먹는 우유와 차이가 있는지는 명확하지 않다.

4) 95% 신뢰 구간: 4~10%.

5) 95% 신뢰 구간: 32~45%.

6) 95% 신뢰 구간: 4~11%.

7) 95% 신뢰 구간: 2~9%.

8) 오즈비 6.86(95% 신뢰 구간: 1.49~31.69).

9) Mie A, Andersen HR, Gunnarsson S, Kahl J, Kesse-Guyot E, Rembia-kowska E, Quaglio G, Grandjean P. Human health implications of organic food and organic agriculture: a comprehensive review. Environ Health. 2017;16(1):111.

10) The Lancet. Organic food: panacea for health? Lancet. 2017;389(10070):672.

11) Kummeling I, Thijs C, Huber M, van de Vijver LP, Snijders BE, Penders J, Stelma F, van Ree R, van den Brandt PA, Dagnelie PC. Consumption of organic foods and risk of atopic disease during the first 2 years of life in the Netherlands. Br J Nutr. 2008;99:598-605.

12) https://www.ewg.org/foodnews/summary.php

● 생선이 심근경색과 유방암 위험을 낮춘다

1) Zhao LG, Sun JW, Yang Y, Ma X, Wang YY, Xiang YB. Fish consumption and all-cause mortality: a meta-analysis of cohort studies. Eur J Clin Nutr. 2016;70(2):155-161.

2) 95% 신뢰 구간: 7~17%.

3) Yamagishi K, Iso H, Date C, Fukui M, Wakai K, Kikuchi S, Inaba Y, Tanabe N, Tamakoshi A; Japan Collaborative Cohort Study for Evaluation of Cancer Risk Study Group. Fish, omega-3 polyunsaturated fatty acids, and mortality from cardiovascular diseases in a nationwide community-based cohort of Japanese men and women the JACC(Japan collaborative cohort study for evaluation of cancer risk) study. J Am Coll Cardiol 2008;52:988-996.

Nagata C, Takatsuka N, Shimizu H. Soy and fish oil intake and mortality in a Japanese community. Am J Epidemiol. 2002;156:824-831.

4) Mozaffarian D, Rimm EB. Fish intake, contaminants, and human health: evaluating the risks and the benefits. JAMA. 2006; 296(15):1885-1899.

5) Dietary supplementation with n-3 polyunsaturated fatty acids and vitamin E after myocardial infarction: results of the GISSI-Prevenzione trial. Gruppo Italiano per lo Studio della Sopravvivenza nell'Infarto miocardico. Lancet. 1999;354(9177): 447-455.

6) 95% 신뢰 구간: 3~24%.

7) Yokoyama M, Origasa H, Matsuzaki M, Matsuzawa Y, Saito Y, Ishikawa Y, Oikawa S, Sasaki J, Hishida H, Itakura H, Kita T, Kitabatake A, Nakaya N, Sakata T, Shimada K, Shirato K; Japan EPA lipid intervention study (JELIS) Investigators. Effects of eicosapentaenoic acid on major coronary events in

hypercholesterolaemic patients (JELIS): a randomised open-label, blinded endpoint analysis. Lancet. 2007;369(9567):1090-1098.

8) Zheng JS, Hu XJ, Zhao YM, Yang J, Li D. Intake of fish and marine n-3 polyunsaturated fatty acids and risk of breast cancer: meta-analysis of data from 21 independent prospective cohort studies. BMJ. 2013;346:f3706.

9) 95% 신뢰 구간: 0~10%.

10) Wu S, Feng B, Li K, Zhu X, Liang S, Liu X, Han S, Wang B, Wu K, Miao D, Liang J, Fan D. Fish consumption and colorectal cancer risk in humans: a systematic review and meta-analysis. Am J Med. 2012;125(6):551-559.e5. 단, 일본인의 에비던스는 불충분하다. Pham NM, Mizoue T, Tanaka K, Tsuji I, Tamakoshi A, Matsuo K, Wakai K, Nagata C, Inoue M, Tsugane S, Sasazuki S; Research Group for the Development and Evaluation of Cancer Prevention Strategies in Japan. Fish consumption and colorectal cancer risk: an evaluation based on a systematic review of epidemiologic evidence among the Japanese population. Jpn J Clin Oncol. 2013 Sep;43(9):935-941.

11) Song J, Su H, Wang BL, Zhou YY, Guo LL. Fish consumption and lung cancer risk: systematic review and meta-analysis. Nutr Cancer. 2014;66(4):539-549.

12) Wu S, Liang J, Zhang L, Zhu X, Liu X, Miao D. Fish consumption and the risk of gastric cancer: systematic review and meta-analysis. BMC Cancer. 2011;11:26.

13) Szymanski KM, Wheeler DC, Mucci LA. Fish consumption and

prostate cancer risk: a review and meta-analysis. Am J Clin Nutr. 2010;92(5):1223-1233.

14) Mozaffarian D, Rimm EB. Fish intake, contaminants, and human health: evaluating the risks and the benefits. JAMA. 2006;296(15):1885-1899.

● 칼럼_우유와 요구르트는 몸에 좋을까, 나쁠까?

1) Aune D, Navarro Rosenblatt DA, Chan DS, Vieira AR, Vieira R, Greenwood DC, Vatten LJ, Norat T. Dairy products, calcium, and prostate cancer risk: a systematic review and meta-analysis of cohort studies. Am J Clin Nutr. 2015;101(1):87-117.

2) Larsson SC, Orsini N, Wolk A. Milk, milk products and lactose intake and ovarian cancer risk: a meta-analysis of epidemiological studies. Int J Cancer. 2006;118(2):431-441.

3) Gijsbers L, Ding EL, Malik VS, de Goede J, Geleijnse JM, Soedamah-Muthu SS. Consumption of dairy foods and diabetes incidence: a dose-response meta-analysis of observational studies. Am J Clin Nutr. 2016;103(4):1111-1124.
Salas-Salvadó J, Guasch-Ferré M, Díaz-López A, Babio N. Yogurt and Diabetes: Overview of Recent Observational Studies. J Nutr. 2017;147(7):1452S-1461S.

● '흰 탄수화물'은 왜 문제일까?

1) Zong G, Gao A, Hu FB, Sun Q. Whole Grain Intake and Mortality from All Causes, Cardiovascular Disease, and Cancer: A Meta-analysis of Prospective Cohort Studies. Circulation. 2016;133: 2370-2380.

2) Mellen PB, Walsh TF, Herrington DM. Whole grain intake and cardiovascular disease: a meta-analysis. Nutr Metab Cardiovasc Dis. 2008;18:283-290.

3) de Munter JS, Hu FB, Spiegelman D, Franz M, van Dam RM. Whole grain, bran, and germ intake and risk of type 2 diabetes: a prospective cohort study and systematic review. PLoS Med. 2007;4:e261.

4) Sun Q, Spiegelman D, van Dam RM, Holmes MD, Malik VS, Willett WC, Hu FB. White rice, brown rice, and risk of type 2 diabetes in US men and women. Arch Intern Med. 2010;170(11):961-969.

5) Schatzkin A, Mouw T, Park Y, Subar AF, Kipnis V, Hollenbeck A, Leitzmann MF, Thompson FE. Dietary fiber and whole-grain consumption in relation to colorectal cancer in the NIH-AARP Diet and Health Study. Am J Clin Nutr. 2007;85(5):1353-1360.
Strayer L, Jacobs DR Jr, Schairer C, Schatzkin A, Flood A. Dietary carbohydrate, glycemic index, and glycemic load and the risk of colorectal cancer in the BCDDP cohort. Cancer Causes Control. 2007;18(8):853-863.

6) Koh-Banerjee P, Franz M, Sampson L, Liu S, Jacobs DR Jr, Spiegelman D, Willett W, Rimm E. Changes in whole-grain, bran, and cereal fiber consumption in relation to 8-y weight gain among men. Am J Clin Nutr. 2004;80(5):1237-1245.

7) Harland JI, Garton LE. Whole-grain intake as a marker of healthy body weight and adiposity. Public Health Nutr. 2008;11(6):554-563.

8) Hu EA, Pan A, Malik V, Sun Q. White rice consumption and risk of type 2 diabetes: meta-analysis and systematic review. BMJ. 2012;344:e1454.

9) 1.11배, 95% 신뢰 구간: 1.08~1.14.

10) Nanri A, Mizoue T, Noda M, Takahashi Y, Kato M, Inoue M, Tsugane S; Japan Public Health Center-based Prospective Study Group. Rice intake and type 2 diabetes in Japanese men and women: the Japan Public Health Center-based Prospective Study. Am J Clin Nutr. 2010;92(6):1468-1477.

11) 논문에서는 당뇨병 위험이 오즈비로 계산되어 있지만, 여기서는 이해하기 쉽도록 상대위험도로 표현했다. 당뇨병 발생률이 약 2%로 낮아 오즈비는 상대위험도와 근사한 것으로 볼 수 있다. 남성의 경우 흰쌀 섭취량이 가장 많은 2그룹(421~560g과 561g 이상 그룹)과 가장 적은 그룹(315g 이하) 사이에 통계적으로 유의미한 차이가 나타나지 않았다. 이는 샘플 규모가 적기 때문으로 보이며 보다 많은 데이터가 있다면 의미 있는 차이가 나타날 가능성이 있다고 생각한다.

12) Aune D, Keum N, Giovannucci E, Fadnes LT, Boffetta P, Greenwood DC, Tonstad S, Vatten LJ, Riboli E, Norat T. Whole

grain consumption and risk of cardiovascular disease, cancer, and all cause and cause specific mortality: systematic review and dose-response meta-analysis of prospective studies. BMJ. 2016;353:i2716.

13) 이 방법에 대해서는 흰쌀을 현미로 대체해도 혈당치 등이 개선되지 않는다는 연구 결과도 있다.

Zhang G, Pan A, Zong G, Yu Z, Wu H, Chen X, Tang L, Feng Y, Zhou H, Chen X, Li H, Hong B, Malik VS, Willett WC, Spiegelman D, Hu FB, Lin X. Substituting white rice with brown rice for 16 weeks does not substantially affect metabolic risk factors in middle-aged Chinese men and women with diabetes or a high risk for diabetes. J Nutr. 2011;141(9):1685-1690. 아직 단정적으로 말하기 어려우므로 강력한 에비던스의 출현을 기대한다.

● 칼럼_글루텐프리는 건강에 좋을까?

1) Cataldo F, Montalto G. Celiac disease in the developing countries: a new and challenging public health problem. World J Gastroenterology. 2007;13(15):2153-2159.

2) Kim HS, Patel KG, Orosz E, Kothari N, Demyen MF, Pyrsopoulos N, Ahlawat SK. Time Trends in the Prevalence of Celiac Disease and Gluten-Free Diet in the US Population: Results From the National Health and Nutrition Examination Surveys 2009-2014. JAMA Intern Med. 2016;176(11):1716-1717.

3) NPD Group. Percentage of U.S. adults trying to cut down or avoid gluten in their diets reaches new high in 2013. https://www.npd.

com/wps/portal/npd/us/news/press-releases/percentage-of-us-adults-trying-to-cut-down-or-avoid-gluten-in-their-diets-reaches-new-high-in-2013-reports-npd/

4) Larsen J, Dall M, Antvorskov JC, Weile C, Engkilde K, Josefsen K, Buschard K. Dietary gluten increases natural killer cell cytotoxicity and cytokine secretion. Eur J Immunol. 2014;44(10):3056-3067. Marietta EV, Gomez AM, Yeoman C, Tilahun AY, Clark CR, Luckey DH, Murray JA, White BA, Kudva YC, Rajagopalan G. Low incidence of spontaneous type 1 diabetes in non-obese diabetic mice raised on gluten-free diets is associated with changes in the intestinal microbiome. PLoS One. 2013;8(11):e78687.

5) Lebwohl B, Cao Y, Zong G, Hu FB, Green PHR, Neugut AI, Rimm EB, Sampson L, Dougherty LW, Giovannucci E, Willett WC, Sun Q, Chan AT. Long term gluten consumption in adults without celiac disease and risk of coronary heart disease: prospective cohort study. BMJ. 2017;357:j1892.

● 칼럼_염분 과다 섭취의 위험성

1) 농림수산성 홈페이지. http://www.maff.go.jp/j/keikaku/syokubunka/culture/eiyo.html

2) Powles J, Fahimi S, Micha R, Khatibzadeh S, Shi P, Ezzati M, Engell RE, Lim SS, Danaei G, Mozaffarian D; Global Burden of Diseases Nutrition and Chronic Diseases Expert Group(NutriCoDE). Global, regional and national sodium intakes in 1990 and 2010: a systematic analysis of 24 h urinary sodium excretion and dietary

surveys worldwide. BMJ Open. 2013;3(12):e003733.

3) 2015년 국민건강영양조사에 의하면 일본인의 염분 섭취량은 10.0g(남성 11.0g, 여성 9.2g)으로 나타났다. 이것은 앙케트 조사를 통해 염분 섭취량을 추정한 것이지만, 본문의 논문은 소변검사로 추정했으므로 후자가 보다 정확한 것으로 볼 수 있다.

4) http://www.healthdata.org/japan(2017년 10월 30일 열람)

5) Yang Q, Liu T, Kuklina EV, Flanders WD, Hong Y, Gillespie C, Chang MH, Gwinn M, Dowling N, Khoury MJ, Hu FB. Sodium and potassium intake and mortality among US adults: prospective data from the Third National Health and Nutrition Examination Survey. Arch Intern Med. 2011;171(13):1183-1191.

6) Aburto NJ, Ziolkovska A, Hooper L, Elliott P, Cappuccio FP, Meerpohl JJ. Effect of lower sodium intake on health: systematic review and meta-analysis. BMJ. 2013;346:f1326. He FJ, MacGregor GA. Salt reduction lowers cardiovascular risk: meta-analysis of outcome trials. Lancet. 2011;378(9789):380-382.

랜덤화 비교 실험으로는 Intersalt, 'TOHP(Two Trials of Hypertension Prevention)' DASH(Dietary Approaches to Stop Hypertension)라는 연구가 유명하다. 한편 염분 섭취량이 지나치게 적은 것도 건강에 좋지 않을 가능성이 있다는 보고도 있다. 세계 17개국 35~70세 10만 명을 대상으로 한 연구(PURE 연구)에서는 염분 섭취량이 많은 경우가 아니라 너무 적은 경우에도 순환기 질환(심근경색 등)의 발병이나 사망 위험이 높은 것으로 보고되었다.

O'Donnell M, Mente A, Rangarajan S, McQueen MJ, Wang X, Liu L, Yan H, Lee SF, Mony P, Devanath A, Rosengren A, Lopez-

Jaramillo P, Diaz R, Avezum A, Lanas F, Yusoff K, Iqbal R, Ilow R, Mohammadifard N, Gulec S, Yusufali AH, Kruger L, Yusuf R, Chifamba J, Kabali C, Dagenais G, Lear SA, Teo K, Yusuf S; PURE Investigators. Urinary sodium and potassium excretion, mortality, and cardiovascular events. N Engl J Med. 2014;371(7):612-623.

7) Cook NR, Cutler JA, Obarzanek E, Buring JE, Rexrode KM, Kumanyika SK, Appel LJ, Whelton PK. Long term effects of dietary sodium reduction on cardiovascular disease outcomes: observational follow-up of the trials of hypertension prevention (TOHP). BMJ. 2007;334(7599):885-888.

8) Strazzullo P, D'Elia L, Kandala NB, Cappuccio FP. Salt intake, stroke, and cardiovascular disease: meta-analysis of prospective studies. BMJ. 2009;339:b4567.

9) World Cancer Research Fund, American Institute for Cancer Research. Food, Nutrition, Physical Activity, and the Prevention of Cancer: A Global Perspective. London; 2007.

일본에서 실시한 연구에 의하면 식염 총섭취량과 위암 사이의 연관 관계는 나타나지 않았으나 염분 농도가 높은 식품(절인 반찬, 염장 생선, 건어물, 젓갈)의 섭취량이 많을수록 위암 발생률이 높았다. 염분 농도가 높은 식품 때문에 위 점막이 손상되면 암의 원인이 된다는 가설이 있다.

Takachi R, Inoue M, Shimazu T, Sasazuki S, Ishihara J, Sawada N, Yamaji T, Iwasaki M, Iso H, Tsubono Y, Tsugane S; Japan Public Health Center-based Prospective Study Group. Consumption of sodium and salted foods in relation to cancer and cardiovascular disease: the Japan Public Health Center-based Prospective Study.

Am J Clin Nutr. 2010;91(2):456-464.

10) Devine A, Criddle RA, Dick IM, Kerr DA, Prince RL. A longitudinal study of the effect of sodium and calcium intakes on regional bone density in postmenopausal women. Am J Clin Nutr. 1995;62:740-745.

● 쇠고기, 돼지고기, 소시지와 햄은 건강에 해롭다

1) Bouvard V, Loomis D, Guyton KZ, Grosse Y, Ghissassi FE, Benbrahim-Tallaa L, Guha N, Mattock H, Straif K; International Agency for Research on Cancer Monograph Working Group. Carcinogenicity of consumption of red and processed meat. Lancet Oncol. 2015;16(16):1599-1600.

2) Takachi R, Tsubono Y, Baba K, Inoue M, Sasazuki S, Iwasaki M, Tsugane S; Japan Public Health Center-Based Prospective Study Group. Red meat intake may increase the risk of colon cancer in Japanese, a population with relatively low red meat consumption. Asia Pac J Clin Nutr. 2011;20(4):603-612.

3) 95% 신뢰 구간: 1.01~2.17, P =0.03(경향성 검정).

4) 가장 섭취량이 많은 그룹과 적은 그룹을 비교하면 해저드비 1.27(95% 신뢰 구간: 0.93~1.74, P =0.15(경향성 검정)).

5) 가장 섭취량이 많은 그룹과 적은 그룹을 비교하면 해저드비 1.37(95% 신뢰 구간: 0.92~2.03, P =0.05(경향성 검정)).

6) 가장 섭취량이 많은 그룹과 적은 그룹을 비교하면 해저드비 1.67(95% 신뢰 구간: 0.97~2.88, P =0.36(경향성 검정)).

7) Wang X, Lin X, Ouyang YY, Liu J, Zhao G, Pan A, Hu FB. Red

and processed meat consumption and mortality: dose-response meta-analysis of prospective cohort studies. Public Health Nutr. 2016;19(5):893-905.

8) 미국인은 붉은 고기 섭취가 많을수록 사망률이 높았으나 유럽인이나 아시아인은 그 관계가 명확하지 않았다.

9) Kaluza J, Wolk A, Larsson SC. Red meat consumption and risk of stroke: a meta-analysis of prospective studies. Stroke. 2012;43(10):2556-2560.

10) 95% 신뢰 구간: 1.03~1.24.

11) 95% 신뢰 구간: 1.03~1.20.

12) 닭고기 섭취량이 많을수록 대장암 위험이 낮다는 보고가 있다.

Shi Y, Yu PW, Zeng DZ. Dose-response meta-analysis of poultry intake and colorectal cancer incidence and mortality. Eur J Nutr. 2015;54(2):243-250.

● 칼럼_달걀은 '1주에 6개까지만'

1) http://gooday.nikkei.co.jp/atcl/report/14/091100014/050600027/

2) Fernandez ML. Dietary cholesterol provided by eggs and plasma lipoproteins in healthy populations. Curr Opin Clin Nutr Metab Care. 2006;9:8-12.

3) Shin JY, Xun P, Nakamura Y, He K. Egg consumption in relation to risk of cardiovascular disease and diabetes: a systematic review and meta-analysis. Am J Clin Nutr. 2013;98:146-159.

4) 95% 신뢰 구간: 9~86%.

5) 95% 신뢰 구간: 9~162%.

6) Djousse L, Gaziano JM. Egg consumption and risk of heart failure in the Physicians' Health Study. Circulation. 2008;117:512-516.

7) 95% 신뢰 구간: 2~61%.

8) 95% 신뢰 구간: 8~149%.

● 칼럼_'칼로리 제로'는 건강에 미치는 악영향도 '제로'?

1) Miller PE, Perez V. Low-calories sweeteners and body weight and composition: a meta-analysis of randomized controlled trials and prospective cohort studies. Am J Clin Nutr. 2014;100(3):765-777.

2) Pase MP, Himali JJ, Beiser AS, Aparicio HJ, Satizabal CL, Vasan RS, Seshadri S. Jacques PF. Sugar and artificially sweetened beverages and the risks of incident stroke and dementia: a prospective cohort study. Stroke. 2017;48:1139-1146.

3) Imamura F, O'Connor L, Ye Z, Mursu J, Hayashino Y, Bhupathiraju SN, Forouhi NG. Consumption of sugar sweetened beverages, artificially sweetened beverages, and fruit juice and incidence of type 2 diabetes: systematic review, meta-analysis, and estimation of population attributable fraction. BMJ. 2015;351:h3576.

4) Suez J, Korem T, Zeevi D, Zilberman-Schapira G, Thaiss CA, Maza O, Israeli D, Zmora N, Gilad S, Weinberger A, Kuperman Y, Harmelin A, Kolodkin-Gal I, Shapiro H, Halpern Z, Segal E, Elinav E. Artificial sweeteners induce glucose intolerance by altering the gut microbiota. Nature. 2014;514(7521):181-186.

特별편_환자, 어린이, 임산부를 위한 맞춤형 '최고의 식사'

● 환경에 따라 달라지는 건강 식단

1) Snorgaard O, Poulsen GM, Andersen HK, Astrup A. Systematic review and meta-analysis of dietary carbohydrate restriction in patients with type 2 diabetes. BMJ Open Diabetes Res Care. 2017;5(1):e000354.

2) Monma Y, Niu K, Iwasaki K, Tomita N, Nakaya N, Hozawa A, Kuriyama S, Takayama S, Seki T, Takeda T, Yaegashi N, Ebihara S, Arai H, Nagatomi R, Tsuji I. Dietary patterns associated with fall-related fracture in elderly Japanese: a population based prospective study. BMC Geriatr. 2010;10:31.

3) Williamson JD, Supiano MA, Applegate WB, Berlowitz DR, Campbell RC, Chertow GM, Fine LJ, Haley WE, Hawfield AT, Ix JH, Kitzman DW, Kostis JB, Krousel-Wood MA, Launer LJ, Oparil S, Rodriguez CJ, Roumie CL, Shorr RI, Sink KM, Wadley VG, Whelton PK, Whittle J, Woolard NF, Wright JT Jr, Pajewski NM; SPRINT Research Group. Intensive vs Standard Blood Pressure Control and Cardiovascular Disease Outcomes in Adults Aged≥75 Years: A Randomized Clinical Trial. JAMA. 2016;315(24):2673-2682.

4) https://www.mayoclinic.org/healthy-lifestyle/childrens-health/in-depth/nutrition-for-kids/art-20049335

5) Reilly JJ, Kelly J. Long-term impact of overweight and obesity in childhood and adolescence on morbidity and premature mortality in adulthood: systematic review. Int J Obes (Lond).

2011;35(7):891-898.

6) Victoria CG, Bahl R, Barros AJ, França GV, Horton S, Krasevec J, Murch S, Sankar MJ, Walker N, Rollins NC; Lancet Breastfeeding Series Group. Breastfeeding in the 21st century: epidemiology, mechanisms, and lifelong effect. Lancet. 2016;387:475-490.

7) http://www.bbc.com/news/magazine-32033409

8) Bisgaard H, Stokholm J, Chawes BL, Vissing NH, Bjarnadottir E, Schoos AM, Wolsk HM, Pedersen TM, Vinding RK, Thorsteinsdottir S, Folsgaard NV, Fink NR, Thorsen J, Pedersen AG, Waage J, Rasmussen MA, Stark KD, Olsen SF, Bonnelykke K. Fish Oil-Derived Fatty Acids in Pregnancy and Wheeze and Asthma in Offspring. N Engl J Med. 2016;375(26):2530-2539.

9) Ota E, Hori H, Mori R, Tobe-Gai R, Farrar D. Antenatal dietary education and supplementation to increase energy and protein intake. Cochrane Database Syst Rev. 2015 Jun 2;(6):CD000032.

10) http://www.who.int/elena/titles/nutrition_counselling_pregnancy/en/

● 칼럼_인터넷으로 올바른 건강 정보를 입수하는 방법

1) WebMD는 제약 회사로부터 받은 광고료 등으로 운영하기 때문에 정확성에 문제가 있다는 지적도 있다. 사실 WebMD가 다른 사이트보다 약물 치료를 쉽게 권하는 경향이 다소 있으나 기본적인 정보는 신뢰성이 높다고 개인적으로 판단하고 있다.

2) World Health Organization(WHO)은 인간의 건강을 기본적 인권의 하나로 표방하며 그 달성을 목적으로 설립한 국제연합 전문 기구이다.